国家卫健委"十四五"规划全国重点课题

项目名称：运用中医药调理微循环障碍 让机能性疾病得以降解的研究

项目批号：NHFPC102928

运用中医药调理微循环障碍 让机能性疾病得以降解的研究

杨俊耀　著

吉林大学出版社

·长春·

图书在版编目（CIP）数据

运用中医药调理微循环障碍让机能性疾病得以降解的
研究 / 杨俊耀著 .— 长春 ：吉林大学出版社，2022.6
ISBN 978-7-5768-0042-5

Ⅰ . ①运… Ⅱ . ①杨… Ⅲ . ①微循环障碍－研究
Ⅳ . ① R541.6

中国版本图书馆 CIP 数据核字 (2022) 第 139555 号

书　　名：运用中医药调理微循环障碍让机能性疾病得以降解的研究
　　　　　YUNYONG ZHONGYIYAO TIAOLI WEIXUNHUAN ZHANG'AI RANG JINENGXIN
　　　　　JIBING DEYI JIANGJIE DE YANJIU

作　　者：杨俊耀　著
策划编辑：邵宇彤
责任编辑：曲　楠
责任校对：魏丹丹
装帧设计：优盛文化
出版发行：吉林大学出版社
社　　址：长春市人民大街4059号
邮政编码：130021
发行电话：0431-89580028/29/21
网　　址：http://www.jlup.com.cn
电子邮箱：jldxcbs@sina.com
印　　刷：三河市华晨印务有限公司
成品尺寸：145mm×210mm　　32开
印　　张：5
字　　数：122千字
版　　次：2022年6月第1版
印　　次：2022年6月第1次
书　　号：ISBN 978-7-5768-0042-5
定　　价：58.00元

前　言

　　微循环是微动脉与微静脉之间毛细血管中的血液循环，是循环系统中最末端的结构和功能单位。人体每个器官、每个组织细胞均要由微循环提供氧气、养料，传递能量，交流信息，排出二氧化碳及代谢废物。正常情况下，微循环的血流量与组织器官的代谢水平相适应，保证各组织器官的血液灌流量并调节回心血量。如果微循环发生障碍，将会直接影响各器官的生理功能。微循环障碍是血液理化性质的改变，使管腔狭窄，血液流速减慢或血栓形成，使局部组织缺血缺氧甚至坏死，引起一系列临床症状。健全的微循环功能是保证体内重要脏器执行正常功能的首要前提。我国传统医学通过长期实践积累形成了独特的改善微循环理论，并在实际应用中发现了多种具有改善微循环作用的单味药及复方制剂。本书将通过现代与传统医学对微循环相关的知识进行介绍，其目的是使大家了解更多有关微循环与机能性疾病的知识。

　　本书共包括六章：第一章是课题研究的基础，论述了选题的意义、研究思路、研究目标与研究内容；第二章是理论基础，对中医药改善微循环障碍的原理进行了阐述，并对本课题的相关理论支撑与概念进行了论述；第三章是中医药调理微循环障碍让机能性疾病能够得以降解临床运用之法，重点介绍了越婢加术汤，并讲述了几种临床病症案例运用之法；第四章是悬饮鉴别诊断之法及应用，分三节论述了悬饮鉴别诊断之法、"去菀陈莝，开鬼门，洁净府"在膜性肾病水肿中的应用、名医验案；第五章是关于伏邪之毒的研讨，分别论述了伏毒之邪——风湿热、伏邪之毒——湿热；第六章是关于运用中医药调理微循环障碍让机能性疾病得以降解的几点建议及看法。

本书理论与实践相结合，具备了科学性、针对性和实践性，从中西医学结合角度阐述观点值得临床工作者阅读和学习。本书重点在于将现代医学和祖国医学结合起来进行医学知识的普及，使得患者和读者对微循环障碍引起的机能性疾病有充分的重视。

由于出版时间紧促，书中可能存在不足之处，恳请广大读者批评指正。

杨俊耀

2021 年 8 月

作者简介及成就

中医战略学家杨俊耀先生，毕生投身在中医事业当中，他有精湛的医术和悲天悯人的情怀，在行医过程中实现自我价值，他是中医理论的传承者也是革故鼎新者，敢于去挑战权威，开拓创新，他用他的精神和行为诠释了新一代医者的风范。杨俊耀的学术理念受到了极大的肯定：

2005 年 8 月被聘为中国管理科学研究院企业发展研究中心专家委员会首席专家。

2005 年受国家中医药管理局有关部门的派遣作为中国中医学代表到东南亚诸国及地区进行讲学与临床技术指导。

2007 年 7 月被聘为卫生部全国卫生产业企业管理协会《中国卫生产业大典》编委。

2008 年 8 月当选为中国医师协会全国"治未病"讲师团讲师。

2009 年 4 月当选为全国名医理事会副理事长。

2009 年 12 月经中国医师协会初审和复审合格，被国家人力资源和社会保障部破格提升为主任中医师。

自 2003 年至 2009 年期间，他提出《慢肝法可以虚论治阳虚用附子功彰尽显》一文，拓宽了广大临床医生对肝病治疗的新思路；他论述的《闭经证责不光是肝肾脾胃，心与肺气血失调同样也为因》拓宽了中医药治疗妇科疾患的广度和深度；他用三万余字论述的《失眠的证治》，从侧面揭示出了《中医药教学也要注意类证与疑似证候的鉴别》；他用《拒绝伪科学的诱惑 远离药源性的侵害》来振臂呐喊为了国民自身的健康来一场行为大革命；他的《哲眼看中医》具有一定的实践探索和创新思维，该文立意清晰，结构严谨，业内资深专家一致认为其是一篇高水平的理论创新成果，具有科学的可行性和社会推广性；他的《逆流挽舟，抛砖引玉——防非典方药之我见》为促进我国传统医疗事业全面协调可持续发展做出贡献，能够坚持突出中医药特色，拓宽中医药服务领域，提高服务，为传统中医药对重大疾病和突发公共卫生事件的防治研究探索出一条行之有效的新思路。

2010 年 10 月，受中央电视台之邀做客央视《华人会客厅·中华名医栏目》。

2011 年 8 月，做客央视养生频道《名家·精英》高端对话访谈栏目。

2011 年 8 月，在故乡运城所创办的杨氏中医肾病研究所被运城市人民政府命名为医疗卫生行业十大品牌单位。

2013 年 8 月 16 日，杨俊耀先生受国家中医药管理局领导和上海中医药大学校长推荐与委托正式担任《中国中医药年鉴（学术卷）》的编委。

2013 年 11 月，受邀参加第十届中国科学家论坛盛会。其学术论文《CRF 应选择中医治疗》入选《创新驱动中国梦——第十届中国科学论坛成果荟萃》。

2016 年 3 月被增聘为中央机关老干部健康顾问团首席专家。

2017 年被评为《科技与生活》年度人物。

2018年荣登《硅谷》杂志及另外十多部国家级科学发展文献封面人物；同年12月，在北京中国科技会堂圆满成功地举办了"杨俊耀医师中医临床治疗学术报告暨新闻发布会"，时有中共中央办公厅、国家卫健委中医药管理局、中国中医科学院、中国科学技术协会、北京西苑医院等部门的各位领导、著名专家和学者及国家级主流媒体新闻界记者30多人出席了会议。

2019年入编《中华人民共和国年鉴》。尤其是2005年著的《湿热证的证治》一文，打破了北方燥、南方湿的传统观点，提出了湿热致病的特点和应对方法及发病地域的广泛性，是应对疾病谱的变化而总结出的新的理念，是对湿热病辨证论治水准的创新、提高，可谓是中医学史上的第三次变革。再则，《CRF应选择中医治疗》曾入编为中央党校出版社出版的《中国优秀领导干部论坛》，与党和国家领导人重大理论文献同刊。

2021年年初被国家卫生健康委员会例行新闻发布会、国务院联防联控机制新闻发布会共同指定的宣传媒体——《第一健康报道》特聘为"健康中国行动·健康宣传大使"！同年2月，又荣获国家"十四五"重点课题科研成果一等奖并担任该重点课题组分组首席科学家。其研究提出的微循环障碍治疗法完美地结合了西方先进的微循环理论科技和中国的草药技术，解决了阻力流动制约的问题，使现今人类多种疾病能够得到治愈。他创建的微循环治疗法改善了浑浊的不健康的血液、体液，使人体气血循环畅通有序，从而完成正常的合成转换和代谢，同时向难以到达的组织器官和身体末梢输送养分，使它们恢复原有的生命活力，不得不说，微循环障碍治疗方法是一个崭新的医学概念，也更是医学史上又一个新的里程碑。

2022 年 3 月誉为科技部发展中国家技术培训暨中医药传承与发展创新培训班特聘专家讲师；同年 4 月受聘于北大元培工匠高级智库客座教授以及在本年度中由《"十四五"国家中医药杰出人才》编辑委员会、中国中医药传承与创新网等中央主流媒体共同举办的"中医战略科学家"评选活动中，与屠呦呦、张伯礼、李佃贵、唐祖宣、石学敏等九位一同被授予中医药杰出人才"中医战略科学家"荣誉称号。

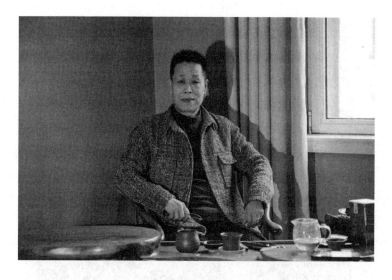

图 0-1　杨俊耀

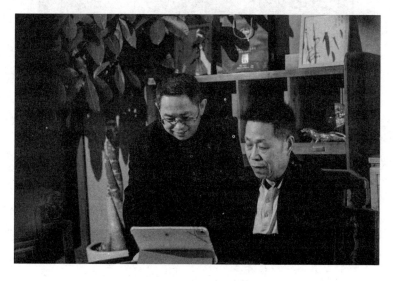

图 0-2　杨俊耀（右）与学生李琪（左）

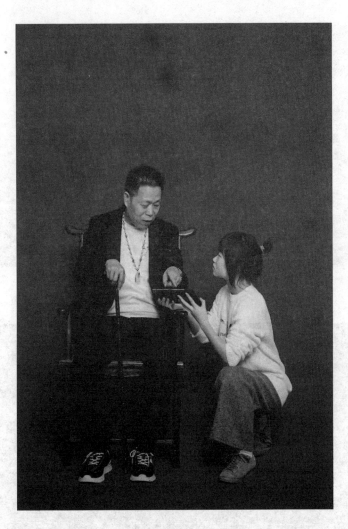

图0-3 杨俊耀（左）与女儿张慧宇（右）

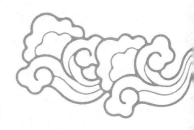

目　录

第一章　课题基础

第一节　选题的意义

一、选题的理论意义

健康问题越来越受到人们的重视，然而至今为止，现代医药都解决不了一类疾病，它就是机能性疾病，也叫身体细胞退化性疾病，是由身体毒素积累到一定程度而引发的微循环障碍所导致的。且微循环障碍程度的轻重又决定了疾病有显证、半隐证、隐证之分，也就是有了西医学所谓的功能性与器质性病变的区分。

机能性疾病指患者的身体并没有器质性问题存在，属于神经功能紊乱导致的。如患者头痛，通过头部 CT、血管彩超检查并没有查出能导致头痛的因素存在，此情况下考虑是机能性疾病。患者经常发作胸闷、气短，类似于心绞痛的表现。但是实际上进行造影检查并不存在冠状动脉的血管狭窄，不存在供血不足的情况，此时属于心脏神经官能症。部分患者，如总感觉胃胀或者腹泻、便秘，但是做检查，如做彩超、胃镜检查时并不存在胃部的器质性疾病，此情况下是胃肠的自主神经功能失调引起的。还有像妇人更年期骨质退行性病变之周身疼痛，患者多主诉全身疼痛，但各项检查均未提示有风湿、类风湿之类疾患。此症为似痹非痹症，属风寒湿作祟，实则系产乳频繁，精血虚衰，无以濡润筋骨，滑利关节，脉络空虚，不荣则痛。《医门法律》称此为"似痹非痹"证。其不同于"痹症"以虚弱见症突出，疼痛多遇劳加重，痛无定处，游走散满。此症"非痹"也，当治于静摄通理，固本培元。万不可见痛便投通散之药。"非痹"因虚致痛，补精血，益肝肾可也。

至于器质性疾病，如癌症晚期、部分心脏病、糖尿病及风湿病等，为什么不能彻底治愈？因为现代医药不能修复人体细胞，修复细胞需要排出毒素，提高身体能量，依靠身体自身具有的再生功能发挥自身自愈能力。我们的身体由成千上万细胞组成，细胞能量由线粒体提供，线粒体能让人产生能量，这些能量使得血管会发热、血液会循环、大脑会思考等，当细胞退化了，能量也就减小了，器官的功能也就下降了，机能性的疾病也就发作了。那么细胞为什么会退化呢？细胞在提供能量的同时需要消耗所需物质，如蛋白质、维生素及矿物质等营养素，它们经过胃消化进入小肠吸收，随后进入血液，再经过微循环唯一的通道——毛细血管，最后输入细胞中，细胞才能得到营养。换言之，微循环也就是为细胞供养和排出废物唯一的通道。现如今，人们生活水平提高，容易导致身体脂肪过剩，血液黏稠度增高，加上受到环境破坏的影响，空气、水、食品中含大量有害物质。这些有害物质在体内堆积，导致"自由基"在体内的增加，"自由基"会氧化，堆积的脂类物质成为垃圾，使血液更加黏稠，这些垃圾伴随血液流动黏附在血管壁上，不仅使血管壁变薄，而且使血流速度也变得很慢，久而久之形成堵塞，细胞所需养料不能供给，代谢产生的垃圾不能排除，组织细胞将处于休眠、死亡、变异状态，无法提供能量，从而就形成了机能性疾病。当组织细胞休眠，器官功能下降，人处在机能性疾病的状态；当组织细胞大批死亡，器官中的功能丧失而衰竭，人患器质性疾病甚至死亡；当组织细胞变异，也就会导致癌症的发生。由此可知，机能性疾病多是由微循环障碍而引发的，微循环障碍会引发人体 414 种疾病和形成 33 余种恶性肿瘤，堪称万病之源。医治机能性疾病，除了消除宏观循环障碍，如果还能从微循环着手，让微循环功能趋于健全，不失为是保证体内重要器官执行正常功能的首要前提，微循环畅通，人几乎少得中风；微循环良好，心肌梗死发生会减少；微循环流畅，全身逐步恢复健康。运用中医药调理微循环障碍让机能性疾病得以降解的研究，有助于丰富相关理论研究内容，进一步完善理论研究结构和体系。

二、选题的实践意义

微循环是指微动脉和微静脉之间的血液循环。血液循环最根本的功能是进行血液和组织之间的物质能量交换。微循环的调节主要通过神经和体液调节血管平滑肌的舒缩活动来影响微循环的血流量。

（1）神经调节：交感神经支配微动脉、后微动脉和微静脉的平滑肌，并以微动脉为主。当交感神经兴奋，平滑肌收缩，血管口径变小。由于交感神经对微动脉的收缩作用大于微静脉，从而使微循环中的血流量减少，血压下降。反之，微循环中血流量增多，血压上升。

（2）体液调节：有缩血管物质，如儿茶酚胺等；舒血管物质，如激肽、血管舒张素、组胺、前列腺素等。在微循环的血管中，微动脉和微静脉既受交感神经支配，又受体液因素的影响，而后微动脉和毛细血管前括约肌则主要受体液因素的影响。

第二节　课题研究思路

微循环障碍是血液理化性质的改变，使管腔狭窄，血液流速减慢或血栓形成，使局部组织缺血缺氧甚至坏死，引起一系列临床症状，微循环畅通百病不生，微循环障碍是百病之源。健全的微循环功能是保证体内重要脏器发挥完成正常功能的首要前提，医学业已证明：人体的衰老，肿瘤的发生，高血压、糖尿病及许多心脑血管等疾病，主要是微循环障碍所致，因此，微循环的正常是人体健康的重要保证。现今人们的生活方式、饮食、压力、污染等都是影响微循环的重要因素。随着年龄的增长，人体的细胞衰老、血液老化，功能也自然随之退化，这是造成微循环障碍内部原因。

微循环的组织结构随器官功能变化而变异。典型的微循环一般由微动脉、后微动脉、毛细血管前括约肌、真毛细血管、通血毛细血管、动－静脉吻合支和微静脉等七个部分组成。微循环的血液可通过以下途径：①由微动脉流向微静脉，微动脉和毛细血管前括约肌也属毛细血管前阻力血管，在微循环中，起着总闸门的作用，其口径决定了微循环的血流量。②微动脉平滑肌：主要受交感缩血管神经和体内缩血管活性物质（如儿茶酚胺、血管紧张素、加压素等）的影响。当交感神经兴奋以及缩血管活性物质在血中浓度增加时，微动脉收缩，毛细血管前阻力增大，一方面可以提高动脉血压，另一方面减少微循环的血流量。③后微动脉和毛细血管前括约肌：也属毛细血管前阻力血管。它们起着分闸门的作用，它的开闭直接影响到真毛细血管的血流量。而该处的血流量对物质交换最为重要。后微动脉和毛细血管前括约肌很少或不受交感缩血管神经的支配，主要受体液因素的调节，它们的舒缩活动取决于儿茶酚胺等缩血管物质与舒血管物质的综合作用。当局部组织代谢增强或血液供给不足时，PO_2 降低、局部代谢产物堆积，如 CO_2、H^+、腺苷等和组胺增多时，使后微动脉和毛细血管前括约肌舒张，真毛细血管开放，血流量增加，代谢产物被运出，O_2 的供应改善，PO_2 恢复。此时后微动脉和毛细血管前括约肌处在体液中缩血管物质的影响下，产生收缩，真毛细血管血流量减少，又造成上述的局部代谢产物的堆积，使后微动脉和毛细血管前括约肌舒张，血流量又增加，如此反复，在缩血管物质和局部舒血管物质的交替作用下，使真毛细血管网交替开放，这就是微循环对血流量及血流分配所做的自身调节。当某一器官的活动增强，代谢旺盛，代谢产物增多，该器官的血流量增加，其原因就是局部代谢产物发挥的舒血管效应。④微静脉：属毛细血管后阻力血管。在微循环中，起后闸门的作用。其口径的变化在一定程度上控制着静脉回心血量。微静脉收缩，毛细血管后阻力增大，一方面造成微循环血液淤积；另一方面使静脉回心血量减少。微静脉平滑肌也受交感缩血管神经和体液中血管活性物质的影响。交感血管神经兴奋，微静脉收缩但不如微动脉明显；微静脉对儿茶酚胺的敏感性也较微动脉低，但对缺氧与酸性代谢产物的耐受性比微动脉大。安静状态时，真毛细血管仅有20%开放，即可容纳全身血量的5%～10%。可见微循环有很大的潜在容量。如果某些原因引起全身微循环真毛细血管大量开放，循环血量将大量滞留在微循环内，导致静脉回心血量和心排血量减少，动脉血压即可下降。因此，微循环血流量直接与整体的循环血量密切相关。它除了要保证局部器官组织的血流量，实现物质交换，还要顾及全身的循环血量，使局部血流量与循环血量相统一。也就是中医学所说的阴阳平衡，气血畅通。

第三节　课题研究内容

运用中医药调理微循环障碍让机能性疾病得以降解的研究，具体研究内容如下。

一、微循环是指微动脉和微静脉之间的血液循环

微循环的基本功能是进行血液和组织之间的物质交换。正常情况下，微循环的血流量与组织器官的代谢水平相适应，保证各组织器官的血液灌流量并调节回心血量。如果微循环发生障碍，将会直接影响各器官的生理功能。

微循环物质交换：毛细血管内外物质交换是通过扩散、

吞饮及滤过 – 重吸收三种方式，其交换的速率取决于毛细血管壁的通透性。毛细血管壁由单层内皮细胞组成，外面有一层基膜，总厚度 0.15～0.50 μm，内皮细胞之间相互连接处存在有细微裂隙，间距为 10～20 nm，为黏多糖类物质所填充，在其中有直径为 4 nm 左右的小孔，这是物质转运的途径之一。该小孔除了蛋白质难以通过外，血浆中和组织液中的水、各种晶体物质、小分子有机物均可以以扩散形式或滤过 – 重吸收的形式自由通过。内皮细胞膜的脂质双分子层是 O_2、CO_2 及脂溶性物质扩散的直接径路。此外，大分子物质的转运还可通过毛细血管内皮细胞的吞饮作用实现。

组织液生成与回流的机制；根据滤过 – 重吸收学说，在毛细血管内存在着毛细管血压及血浆胶体渗透压；而在组织间隙中有组织液静水压及组织液胶体渗透压。毛细血管内外这四种因素构成了两对力量，一对是毛细血管血压和组织液的胶体渗透压，它们是组织液的滤过力；一对是血浆胶体渗透压和组织液的静水压，它们是组织液的重吸收力。这两对力量之差称为有效滤过压。若有效滤过压为正值，则造成组织液的生成；若有效滤过压为负值，则组织液回流入血。

有效滤过压可用下式来表示：有效滤过压 =（毛细血管压 + 组织液胶体渗透压）–（血浆胶体渗透压 + 组织液静水压）。人体的血浆胶体渗透压约为 25 mmHg（1mmHg=0.133kPa），动脉端毛细血管血压约为 30 mmHg，静脉端毛细血管血压约为 12 mmHg，组织液胶体渗透压约为 15 mmHg，组织液静水压约为 10 mmHg，故毛细血管动脉端有效过滤压为（30+15）–（25+10）mmHg，即约为 10 mmHg。毛细血管静脉端有效滤过压为（12+15）-（25+10）mmHg，即约为 -8 mmHg。

由此看来，在毛细血管动脉端为净滤过，静脉端为净回收。血液在毛细血管中流过，血压是逐渐下降的，有效滤过压也逐渐降低至零，再往下行，血压更低，有效滤过压转为负值，其结果，毛细血管动脉端滤过的液体，约 90% 可在毛细血管静脉端重吸收入血。约 10% 的组织液则进入毛细淋巴管，生成淋巴液，淋巴液经淋巴系统又回到循环系统中去。因此，造成了组织液生成与回流的动态平衡。

毛细血管血压：毛细血管前阻力血管扩张时，毛细血管血压升高，有效滤过压增大；阻力血管收缩或静脉压升高时，也可使组织液生成增加。如右心衰竭，因中心静脉压升高，静脉回流受阻，毛细血管后阻力增大，毛细血管血压升高，结果组织液生成增加，造成组织水肿。

血浆胶体渗透压：当血浆蛋白减少，如长期饥饿、肝病而使血浆蛋白减少或肾病引起蛋白尿（血浆蛋白丢失过多），都可使血浆胶体渗透压降低，有效滤过压增大，组织液生成过多、回流减少而造成组织水肿。

毛细血管通透性：若毛细血管管壁通透性异常增加，致使部分血浆蛋白漏出血管，使得血浆胶体渗透压降低，组织液胶体渗透压升高，其结果，有效滤过压增大，组织液生成增多，回流减少，引起局部水肿。

组织液：影响组织液生成与回流的因素，正常情况下，组织液的生成与回流维持着动态平衡，是保证血浆与组织液含量相对稳定的重要因素，一旦因某种原因使动态平衡失调，将产生组织液减少（脱水）或组织液过多（水肿）的不良后果。根据组织液生成与回流机制，凡影响有效滤过压和毛细血管壁通透性的各种因素，都可以影响组织液的生成与回流。由于约10%组织液是经淋巴管回流入血，故当淋巴液回流受阻（如丝虫病、肿瘤压迫等因素），则受阻部位远端组织发生水肿。

一旦人体的微循环发生障碍，其相应的组织系统或内脏器官就会受到影响而不能发挥正常的功能，就容易导致人体的衰老、免疫功能的紊乱以及疾病的发生。

正常情况下，微循环血流量与人体组织、器官代谢水平适应，使人体内各器官生理功能得以正常运行。因为人的毛细血管极细极长，而且其中的血液流速极慢，每秒只能流动0.41 mm。在这么长的血管中，经常有杂质混浊在血液中，如胆固醇、酒精、尼古丁、药物残渣及化学残留物等，它们不但使血管壁变厚，有时经常堵塞血管，造成血液运行不畅。因此，如果不注意保健预防，微循环很容易发生障碍，产生淤滞，新陈代谢不能正常进行，轻则造成机体功能退化，严重时就导致疾病的发生。

目前医学研究，人的衰老、生病都与微循环功能障碍有关，这是比较公认的学说。那么微循环障碍会引起哪些疾病呢？

（1）神经系统。脑部发生供血不足，脑细胞得不到充足的氧气、养料，代谢产物不能充分顺利排除，而导致头晕、头痛、失眠、多梦、记忆力下降、神经衰弱，重者会发生脑梗死、中风偏瘫等症。

（2）心血管系统。心脏发生微循环障碍，引起心肌供血不足，产生胸闷、心慌、心律不齐、心绞痛等冠心病的症状，甚至发生心肌梗死。

（3）呼吸系统。呼吸系统发生微循环障碍时，则会发生胸闷、气短、咳嗽、哮喘、支气管炎等。

（4）消化系统。胃是后天之本，如果胃部微循环发生障碍，就会引起胃的功能紊乱，营养吸收不良，发生胃炎、溃疡病以及其他胃部病变。

（5）内分泌系统。内分泌系统发生微循环障碍时，可导致各种激素分泌紊乱，引发甲状腺功能亢进、糖尿病、乳腺炎及小叶增生等。

（6）泌系生殖系统。泌尿生殖系统发生微循环障碍时，可导致肾炎、肾衰竭，女性盆腔炎、月经不调，男性前列腺炎、膀胱炎等。

（7）肌肉关节系统。肌肉、关节微循环障碍，代谢产物堆积，会产生全身肌肉酸痛、麻木、冰冷、四肢微血管堵塞不通，会造成脉管炎、下肢静脉曲张，严重者出现跛行、刀割样疼痛，以及颈、肩、腰、腿痛等退行性病变。

（8）妇科疾病。有许多妇科病均与微循环有关，如痛经、月经不调、小腹下坠感、附件炎、子宫肌瘤都与痰湿壅滞、气血不通、气滞血瘀有关，气滞则痛，血瘀则肿。

（9）皮肤科。随着年龄增长，皮肤的微血管减少，供血、供氧不足，表现为皮肤营养降低，皮肤弹性下降，出现松弛和皱纹、黄褐斑、老年斑，眼周过早出现鱼尾纹、眼袋，以及中医皮肤不荣而血虚生风之瘙痒症等。

最终，由于微循环障碍引发多种老年病，如脑供血不足引起的脑萎缩、老年痴呆、中风、高血压、冠心病、肩周炎、骨刺形成及骨质疏松等症，都是困扰老年人的一些常见病。

二、微循环障碍治疗方法是一个崭新的医学概念

微循环障碍治疗方法是一个崭新的医学概念，它源于许多疾病的微循环障碍，融血液生理学、微循环学、激光量子医学、高压氧医学及磁疗学为一体，它使用一整套仪器设备和活血祛瘀通络的纯天然中药相结合的独特手段，把饱含细菌、病毒的高黏、高脂的血液改造成高氧、高能量、高营养的健康纯净血液；把流速较慢的血液改造成流速较快的血液；把老化呆滞、缺乏活力的血液改造成年轻、具有活力的血液，如同把黄河水改成长江水，水流清澈，河道自然通畅。

此疗法具有疗效可靠、适应性广、安全无痛苦、无不良反应、无交叉感染、不反弹的特点。直接杀菌灭菌抗感染、提高血氧饱和度、去脂（胆固醇、三酰甘油、低密度脂蛋白胆固醇、载脂蛋白 a）、降黏、降糖、净化血液、激活人体各种酶的活性、去除自由基堆积、改善血流变、改善微循环、改善全身各组织器官的供血供氧功能、扩张血管、溶解血栓、减少心脑血管卒中的危险因素，减少心梗、脑梗的面积，缓解心绞痛，恢复心肺功能，阻断由脑缺氧到脑水肿的恶性循环，恢复半黯淡区（CT 证实可缩小脑梗死面积的80% 以上），恢复神经的正常传导、平衡免疫力，达到治疗

疾病的目的，此疗法是医学史上又一个新的里程碑。

微循环障碍治疗法完美地结合了西方先进的微循环理论科技和中国的草药技术，解决了阻力流动制约的问题，使现今人类多种疾病能够得到治愈。

三、中医基础理论是对人体生命活动和疾病变化规律的理论概括

中医基础理论主要包括阴阳、五行、运气、脏象、经络等学说，以及病因、病机、诊法、辨证、治则治法、预防、养生等内容。中医学在整体观念指导下，认为人体正常的生理活动一方面依靠各脏腑组织发挥自己的功能作用，另一方面则又要靠脏腑组织之间相辅相成的协同作用和相反相成的制约作用。每个脏腑都有各自不同的功能，但又是在整体活动下的分工合作、有机配合，这就是人体局部与整体的统一。在认识和分析疾病的病理状况时，中医学也是首先从整体出发，将重点放在局部病变引起的整体病理变化上，并把局部病理变化与整体病理反应统一起来。一般来说，人体某一局部的病理变化，往往与全身的脏腑、气血、阴阳的盛衰有关。由于脏腑、组织和器官在生理、病理上的相互联系和相互影响，因而就决定了在诊治疾病时，可以通过面色、形体、舌象、脉象等外在的变化，来了解和判断其内在的病变，以做出正确的诊断，从而进行适当正确的治疗。人体是一个有机的整体，在治疗局部病变时，也必须从整体出发，采取适当的措施。如心开窍于舌，心与小肠相表里，所以可用清心热泻小肠火的方法治疗口舌糜烂。如"从阴引

阳，从阳引阴，以右治左，以左治右"（《素问·阴阳应象大论篇》），"病在上者下取之，病在下者高取之"（《灵枢·终始》），等等，都是在整体观指导下确定的治疗原则。根据中医运气学说，气候有着十二年和六十年的周期性变化，因而人体的发病也会受其影响。科学家们发现这种十二年或六十年的变化规律与太阳黑子活动周期（11.2年）有关。太阳黑子的活动会使太阳光辐射产生周期性变化，并强烈干扰地磁，改变气候，从而对人体的生理、病理产生影响。正是由于人体本身的统一性及人与自然界之间存在着既对立又统一的关系，所以对待疾病因时、因地、因人制宜，就成为中医治疗学上的重要原则。因此，在对患者做诊断和决定治疗方案时，必须注意分析和考虑外在环境与人体情况的有机联系以及人体局部病变与全身情况的有机联系，合理使用中医药调理微循环障碍，使机能性疾病得以缓解。

第二章　理论基础

第一节 中医药改善微循环障碍的原理

背景：微循环障碍是包括血管内皮细胞损伤、白细胞与血管内皮细胞的黏附、白蛋白外漏和血管外肥大细胞脱颗粒等一系列变化构成的复杂过程。以单一治疗靶点为治疗基础的改善微循环障碍新药虽然已经临床应用多年，但是并没有收到满意的远期疗效。中医药在治疗微循环障碍疾病方面虽然收到了较为理想的临床疗效；但是，由于微循环障碍的发病原因和病变环节复杂，中药又是由多味中药材，多种有效成分构成，每味中药材或中药有效成分作用于微循环障碍的哪些环节，复合中药或中药材的复合成分对微循环障碍是否有综合的改善作用等问题尚未搞清。这些问题影响了国际主流医学对中医药有效性的认同，限制了中医药的普及和发展。为此，我们应用可视化、连续性和动态的微循环研究方法，结合组织学、组织化学、电镜、扫描电镜和分子生物学的研究方法，对不同原因引起的微循环障碍的过程，以及中药成方、单味中药材和中药有效成分对微循环障碍的作用靶点进行了系统的研究。

方法：用倒立和正立生物显微镜，连接 CCD 彩色摄影机、荧光摄影机、超高速摄影机活体观察和记录动物脑、心脏、肝脏、肠系膜等脏器的微血管的管径、血流速度、白细胞黏附、血小板凝聚、血管内皮损伤、过氧化物产生动态、血浆白蛋白外漏及血管外肥大细胞脱颗粒。用流式细胞记录仪检测粒细胞和血小板的黏附因子，检测血管内皮黏附因子ICAM-1的表达。用电镜和扫描电镜观察血管内皮、白细胞黏附、白蛋白漏出途径等。经口投予复方丹参滴丸或养血清脑颗粒，或复方丹参滴丸主要成分的丹参、三七，或经颈静脉予投入或在再灌注损伤后投予总丹酚酸、丹参素和三七总皂苷。

结果：复方丹参滴丸通过抑制血管壁的过氧化物、白细胞与血管壁的黏附、白蛋白漏出和肥大细胞脱颗粒等环节，改善了再灌注后微循环的障碍。养血清脑颗粒通过改善脑微循环障碍保护了脑神经细胞。

第二节　本课题的相关理论支撑

疾病具有时代性，当今年代，国盛民丰，民众生活水平大幅度提高，已不仅是要求对已病的求治，更追求健康长寿。这给现代医学带来了新的挑战。

对于诸多疑难怪症和重大疾病及多种慢性病，传统的中医药具有疗效持久、复发率低、价廉及不良反应等优势，并且，中医药能使人体微循环得以重建，值得我们多做更深入细致的研究与探讨。运用传统中医药调理微循环障碍让机能性疾病得以降解的研究，价值显著。具体叙述如下。

（1）"中年求复，再振元气"。这是明代著名医家张景岳关于我国中老年医学的一个独具特色的学术思想。中年求复，贵在复元惜元的思想和重要意义，以倡其中兴延寿之旨。但是，由于一直受人们的普世观和长时期生活条件一般的历史原因的影响与制约，千百年来，医家重在治已病，而鲜于重视治未病。

（2）开鬼门（宣肺发汗，以开上窍）、洁净府（泄膀胱排尿，以利下窍）及去菀陈莝（疏通血脉中之陈腐淤积，使血流畅通），是古已有之的理论奠基。

（3）"不治已病治未病"。《素问·四气调神大论篇》曰："是故圣人不治已病，治未病；不治已乱，治未乱，此之谓也。夫病已成而后药之，乱已成而后治之，譬犹渴而穿井，斗而铸锥，不亦晚乎！"《难经·七十七难》则指出："所谓治未病者，见肝之病，则知肝当传之于脾，故先实脾气，无令得受肝之邪，故曰治未病焉。"《中医治未病解读》又说"未病"包含无病状态、病而未发、病而未传几层含义。关于"未病"一词，在我国古代浩如烟海的典籍中各有所指，其内涵和外延十分丰富，是一个泛化的概念。理解起来，主要包括"未病先防"和"既病防变"两方面。它的根本原则在于道法自然、平衡阴阳，通过预先采取措施，防止疾病的发生与发展。

（4）中医学的"伏邪之毒"，其性应同于西医学被氧化的"自由基"或是"内毒素"。应对之策一是攻邪，二是给邪出路，三是控制来路。

（5）2005年笔者的"湿热证的证治"学说，打破了北方燥、南方湿的固有观点，提出了湿热致病的特点和应对方法及发病地域的广泛性，其是应对疾病谱的变化所总结出的新的理念和学术观点，是对湿热病辨证论治的深度挖掘和创新提高。基于湿热病机在各种病变中的普遍意义和兼有表里寒热饮的所从化及个体差异，主张临床中采取解表兼化饮，散寒兼清热，温阳兼化水的治则治法，最终能使人体的气、血、津液、精、神畅通中和，自然成为临床治疗的一个主要方法和基本原则，也使机能性疾病的临床治疗和康复有了客观和科学性的导向。

（6）中医药学非常注重疾病发生发展过程中的定性与定位和妥善处理矛盾的对立又统一性。

主要表现在两个方面：一是要能紧紧抓住病证现有的基本病机，如湿热，湿热为邪，既可从内而生，又可从外而袭；湿热为邪，既可浸淫脏腑，又可侵肌表筋脉。故治疗首当以清泄里热为主，兼以祛湿。二是要能兼顾人体自身的结构和层次，即客观事物的形成，一般都循着有秩序、分层次的自然结构法则，人体也有其自身的结构和层次，其不单存在着一种以空间因素为坐标的圈层式（甚或谓之螺旋式）结构层次，还明显包含着以时间等因素为坐标的连续式的层次结构，以及各脏腑之间证候，又近似于平面或扇形等层次结构，因这些层次结构的相邻相继和致病因素在人体中的从化性，进而势必演进为病机的复杂性，复杂的病机又导致所反映出来的病证是一个既有表寒，又有里热；既有阳虚，又有实热；既有水饮，又有表邪等的复杂证候群。当演进成多层次的复杂病证时，若但清其里热则表寒更加闭郁而热反甚；若但用解表则心肾阳气必然浮越而不能纳气归肾；若过用温阳则里热必炽而邪火更甚；若但用利水化饮则热邪必然更甚而炽烈。故但清不可，但温不可，但利不可，但补不可。此形此状，法当解表兼化饮，散寒兼清热，温阳兼化水。

第三节　相关概念细说

一、微循环通路

（一）迂回通路（营养通路）

（1）组成：血液从微动脉、后微动脉、毛细血管前括约肌、真毛细血管到微静脉的通路。

（2）作用：是血液与组织细胞进行物质交换的主要场所。血流从微动脉经后微动脉、前毛细血管括约肌、真毛细血管网，最后汇流至微静脉。由于真毛细血管交织成网，迂回曲折，穿行于细胞之间，血流缓慢，加之真毛细血管管壁薄，通透性又高。因此，此条通路是血液与组织进行物质交换的主要场所，故又称为营养通路。真毛细血管是交替开放的，安静时骨骼肌中真毛细血管网大约只有20%处于开放状态，运动时真毛细血管开放数量增加，提高血液和组织之间的物质交换，为组织提供更多的营养物质。

（二）直接通路

（1）组成：血液从微动脉、后微动脉、通血毛细血管到微静脉的通路。

（2）作用：促进血液迅速回流。此通路骨骼肌中多见。

血流从微动脉经后微动脉、通血毛细血管至微静脉。这条通路较直，流速较快，加之通血毛细血管管壁较厚，又承受较大的血流压力，故经常处于开放状态。因此，这条通路的作用不是在于物质交换，而是使一部分血液通过微循环快速返回心脏。

（三）动－静脉短路

（1）组成：血液从微动脉、动－静脉吻合支到微静脉的通路。

（2）作用：调节体温。血流经微动脉通过动－静脉吻合支直接回到微静脉。动－静脉吻合支的管壁厚，有完整的平滑肌层。多分布在皮肤、手掌、足底和耳郭，其口径变化与体温调节有关。当环境温度升高时，吻合支开放，上述组织的血流量增加，有利于散发热量；环境温度降低，吻合支关闭，有利于保存体内的热量。

中医药学的经络系统与西医学的微循环系统异曲同工。传统的中医药学认为，在经脉之外有大大小小的分支，称为气络和孙络。而气络与孙络之外的通道，称为玄府，为气血流行最细微之处，并且为气血灌注、毒素排泄与信息沟通的通路。这些共同构成人体的经络系统。这些通道中运行的气血非常容易发生淤滞，导致瘀血产生，气血不行，血瘀日久，郁而化热，酿生浊毒或曰伏邪之毒。而瘀血浊毒产生后，玄府首当受害，发生瘀阻，影响气络与孙络，继而影响到经脉。此时应当开鬼门、洁净府、去菀陈莝，推陈致新，去除人体最细微之处的瘀血浊毒，使机体得到净化，重新焕发青春活力。

二、去菀陈莝

（一）概　念

去菀陈莝，出自《素问·汤液醪醴论篇》。《素问·针解篇》云："菀陈则除之者，出恶血也。"去菀陈莝，即除去郁久的恶血，使血利则水自消。《金匮要略·水气病脉证并治第十四》中云："诸有水者，腰以下肿，当利小便；腰以上肿，当发汗乃愈。"后世对水肿的治疗多由此而发展。

"菀"，同郁，积也。

"陈"，久也。

"莝"，则有不同的注解，可归为以下几种：①"莝"当斩除讲，是一个动词，据此原文就应改成去菀莝陈了，不然从句子的意义上讲就前后不通；②高士宗《素问直解》与张志聪《素问集注》都按"腐"理解。高士宗解道："莝，腐也，去菀陈莝，谓津液充廓，则去其积久之腐秽。"张志聪解道："腐者为莝"；③张景岳《类经》中作"斩草"理解。

去菀陈莝，为中医活血、通利之法，是通过配伍不同的药物，以通利大便的治疗方式，来治疗"饮"证的方法。

去菀陈莝是去除久已积滞于体内的糟粕物质。从现代医学观点，就是去除一切病理生理代谢终产物。代谢终产物包括痰湿、瘀泥血，以及尿素氮、肌酐、尿胆原、粪胆原、免疫复合物、积液及粪便等。适用于水饮于体内停留日久、病程较长或是水饮停留较深的情况，如"痰饮""悬饮""支饮""溢饮"等饮证，使积聚物通过肠道，从大便中排出体外。

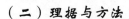

（二）理据与方法

人体系统，是由心、肝、脾、胰、胃肠道、肺、肾和皮肤等多个子系统组成的统一体。每个系统都在做着自己固有的循环运动。新陈代谢等循环运动正常进行的必要条件，是物质能量充足和系统道路通畅。

去菀陈莝，是为保障系统功能正常、道路通畅的必要工作。系统不同，去菀陈莝不同，祛除的方法也不同，用的手段也不同。

例如，肠梗阻就要以攻下为主。

结石就要溶石排石。如果是胆结石，还要疏肝利胆。如果是泌尿系结石，还要利尿。二者均需要附加化浊排浊，改善内环境。

脑梗、心梗就要溶栓。

胆绞痛：可见于胆石症、胆囊炎和胆道蛔虫等疾病，是胆囊疾病的一种常见症状，在饮食、运动、情绪或体位改变等诱因下可发作。具体表现为突然发生右上腹部或中上腹部的剧烈疼痛，发作时多为逐渐加重的持续性上腹部疼痛，有时疼痛向右侧肩区放射，疼痛剧烈难忍，同时伴有恶心呕吐，面色苍白，大汗淋漓。中医学认为，胆为"中清之腑"，与肝互为表里，以通降疏泄为顺。若情志失调，肝气郁结，或劳伤过度，或过食肥腻，饮食不节，皆可损伤脾胃，健运失司，湿浊内停，郁而化热，湿热阻滞于胆道，胆汁流动不畅而引发疼痛，里热烧灼津液，糟粕积聚，燥粪结积于肠中，则成腑实之证。茵陈蒿汤虽药味不多，但茵陈蒿清利湿热，大黄荡涤胆腑，栀子宣通三焦，实为治疗胆绞痛的有效方，临床运用时还可加入芍药甘草汤，则疗效更佳。

风湿肺热病：治以清热化痰，通络舒筋之法。方以善清肺胃痰热之千金苇茎汤合指迷茯苓丸，用于痰热流络而致筋脉挛急疼痛之症，加浙贝母、丝瓜络、白芍以增强化痰通络舒筋的作用。服后得大便畅通，邪热有出路，诸症随即渐减。

急性肺炎继发便血：因肺炎外感热病未瘥，肺经郁热可移于大肠，诚乃肺与大肠相表里，灼伤肠络则血下溢，继发大便稀溏夹带血丝黏液之证候，则转为肠胃症状突出也。加之热病后肺阴耗伤，盖肺病及脾，子令母虚，而致脾气亦损，中气下陷，升降无权，故要以培土生金，方使出现的病症获得转机。

儿童咳喘：可采用清上泻下治痰热壅肺所致咳喘。肺与大肠相表里，痰热壅肺，肺失宣降，肠腑不通，浊气上攻，咳喘更甚。治宜大陷胸丸清上泻下，使太阴肺热随阳明邪热下行而去，以复肺主肃降之权，达到平喘目的。又虑小儿形气未充，肺娇胃弱，故去芒硝与甘遂，代之以桑白皮清泄肺热，协同葶苈子发挥效用。

痤疮：为发生于青少年的常见皮肤病，属于皮肤附属器炎症疾病。主要临床表现是白头与黑头、粉刺、丘疹、脓疱、结节与囊肿，个别患者甚至形成凹陷或增生瘢痕，严重影响美观。我国青少年大多发生过不同程度的痤疮，其发病机制多与雄激素水平增高，皮脂腺分泌旺盛，毛囊漏斗部角化过度，皮脂腺导管阻塞，皮脂潴留，导致粉刺形成有关；同时与痤疮棒状杆菌感染有关。中医对本病的认识历代文献早有记载,《内经·生气通天论篇》曰:"郁乃痤。"《医宗金鉴·外科心法》曰:"此证由肺经血热而成,每发于面鼻,起碎疙瘩,形如黍屑,色赤肿痛,破出白粉汁。"辨治本病,应着眼于"湿热",以清热利湿为主,佐以宣肺散结,临床可取得满意疗效。

周身泛发风疹块(热性荨麻疹):实属湿热风毒郁于肌肤腠理所致。故以茵陈蒿汤清利湿热为主,加黄芩、柴胡、防风以清肌表之热,祛腠理之风邪;赤芍凉血散瘀而消疹;甘草解毒,调和药性。

皮肤瘙痒症:此乃湿热风毒蕴结肌肤之顽疾。故用茵陈蒿汤以清利湿热,另加黄芩以清除肌表之热;荆芥、艾叶、僵蚕以祛风止痒,连进数剂病可愈。

蜂窝织炎、化脓性扁桃体炎、乳腺炎和脓疱疮等化脓性炎症证属阳证痈疡肿毒初起者:本证多由热毒壅聚,气滞血瘀痰结所致。热毒壅聚,营气郁滞,气滞血瘀,聚而成形,故见局部红肿热痛;邪正交争于表,故身热凛寒;正邪俱盛,相搏于经,则脉数有力。治疗以清热解毒,消肿散结,活血止痛为主。可选用《校注妇人良方》的仙方活命饮治之,效果甚佳。方中金银花性味甘寒,清热解毒疗疮,故重用为君。当归尾、赤芍、乳香、没药、陈皮行气活血通络,消肿止痛,共为臣药。疮疡初起,其邪多羁留于肌肤腠理之间,与白芷、防风相配,通滞散结,热毒外透;贝母、天花粉清热化痰散结,消未成之脓;穿山甲、皂角刺通行经络,透脓溃坚,可使脓成即溃,均为佐药。甘草清热解毒,并调和诸药;煎药加酒者,借其通瘀而行周身,助药力直达病所，共为使药。诸药合用，共奏清热解毒，消肿溃坚，活血止痛之功。仙方活命饮以清热解毒、活血化瘀、通经溃坚诸法为主，佐以透表、行气、化痰散结，其药物配伍较全面地体现了外科阳证疮疡内治消法。该方被誉为"疮疡之圣药，外科之首方"，适用于阳证而体实的各种疮疡肿毒。临床应用以红肿焮痛，或身热凛寒，舌苔薄白或黄，脉数有力为辨证要点。临床应用时据症可做加减变化：红肿痛甚，热毒重者，可加蒲公英、连翘、紫花地丁、野菊花等以加强清热解毒之力；便秘者，加大黄以泻热通便；血热盛者加丹皮以凉血；气虚者加黄芪以补气；不善饮酒者可用酒水各半或用清水煎服。此外，还可以根据疮疡肿毒所在部位的不同，适当加入引经药，以使药力直达病所。本方除煎煮取汁内服外，其药渣可捣烂外敷。但该方只可用于痈肿未溃之前，若已溃断不可用；本方性偏寒凉，阴证疮疡忌用；脾胃本虚，气血不足者均应慎用。

　　胆汁反流性胃炎：该病是由胆汁倒流而导致的慢性浅表、萎缩性胃窦炎及多处糜烂。胆汁为碱性液体，反流入胃腐蚀胃黏膜，导致胃黏膜充血、水肿、糜烂、溃疡及胃壁细胞萎缩，出现疼痛，烧灼感，不能纳食等症，进而出现全身症状。故治疗的重点应是胆，只要胆囊功能恢复正常，胆汁下行而不逆流入胃，则胃部病变就能恢复。本病属于中医学"胃脘痛""胃反""呕吐"等范畴。《灵枢·四时气》篇曰："邪在胆，逆在胃，胆液泄则口苦，胃气逆则呕苦。"胆热犯胃，胃气上逆，故胃脘部疼痛，伴有嗳气、泛酸，时有腹胀，纳少，小便黄，大便干结，舌质红、苔黄腻，脉弦细滑。蒿芩清胆汤具有清胆利湿和胃化痰之功效，主治湿热内蕴三焦，枢机失和之证。以蒿芩清胆汤加减，治疗胃脘痛（胆汁反流性胃炎），治疗关键抓住六腑以通为用，通下为顺，上反为逆，腑气胆（肠）道通畅，胆液顺肠道排泄，使胃免受侵蚀，沙参养阴生津，甘草生津，并能增加胃的黏液合成，减轻胆汁的损害，诸药合用，共奏其效。

老年性白内障与老年性高脂血症：二者病虽不同，其病机相似。人到更年肾精始亏，渐而上实下虚，脾胃告急，精血少承，浊阴内留，晶体先行失泽，继而混浊，目始不明。浊留血液则血流胀腻，输布缓慢，浊滞血管则脉络细窄，宽紧失度，营血失于上濡，相当于现代医学之老年期高血脂及动脉硬化症。治疗宜养阴益原，健脾生津，泽养睛珠，降浊升清，柔络通脉，以期延缓衰老，治障毓光。

血管性水肿：《金匮要略·水气病脉证并治第十四》云："血不利则为水。"曾治一患者，因脐上瘀血阻滞，血行不利，致水湿停聚，水为阴邪，其性重浊、趋下，易袭阴位，故见下肢水肿沉坠，腰痛、右胁下痛乃因瘀阻局部气血不流通所致。水湿内停，三焦气机不畅，四肢失去阳气的温煦，则见腰怕冷喜暖，手脚凉。肝失疏泄致时有遗尿，大便不爽。阴天下雨，外湿加重内湿而见腿痛难受。夜间血行缓慢，瘀滞益甚，故夜间肿增。阳入阴的道路受阻则见入睡难。患者病程已长，瘀已深入络脉，故应以活血通络治其本，淡渗利湿治其标。方用叶氏"辛润通络"方加利水软坚药而奏效。

慢性宫颈糜烂：带下量多或少，小腹胀痛，腰酸膝软，甚或性交时阴道辣痛或出血。证属湿热带下或湿瘀带下的范畴。治之宜用清热利湿，解毒除秽，活血化瘀之法。组方重用甘淡平之土茯苓为主药，以利湿除秽，解毒杀虫；忍冬藤、车前草和薏苡仁之甘寒药既能辅助土茯苓利湿解毒，又有清热之功，而且甘能入营养脾，虽清利而不伤正；鸡血藤之辛温，能补血行血，是以补血为主之品；益母草之辛苦微寒，能活血祛瘀，利尿解毒；丹参一味功同四物，有补有行，与鸡血藤、益母草同用，则补血化瘀之功益彰；甘草之甘，既能调和诸药，又能解毒。全方以甘、辛、苦为主，寒温并用；甘则能补，辛则能开，苦则能燥，寒则能清，温则能行。故本方有热则能清，有湿则能利，有毒则能散能解，有瘀则能化能消。

胸膜间皮瘤、二尖膜闭合不严：《校注医醇剩义·痰饮》曰："悬饮者，水流胁下，咳吐引痛。胁乃肝胆之位，水气在胁，则肝气拂逆，而肺气清肃之令，不能下行，故咳而引痛也，椒目瓜蒌汤主之。"参用《校注医醇剩义》之椒目瓜蒌汤加减化裁。该方以川椒目行水蠲饮；桑白皮、紫苏子和葶苈子泻肺利气化饮；半夏、茯苓和橘红健脾燥湿化痰；瓜蒌仁宽胸利膈化痰；白蒺藜疏肝理气；生姜和胃降逆化痰；合之则成逐水利气，化饮止痛之功效。结核性胸膜炎、恶性胸腔积液、胸膜间皮瘤、渗出性胸膜炎患者用之亦是药简效宏。

上唇肿物：曾治1例8岁患儿，其上唇正中长一肿瘤，状如黑枣，坚硬而干，呈暗褐色，说话进食不能自如，某医院诊断为上唇肿物。诊见患儿舌脉正常。唇应脾，脾胃为多气多血之脏，伏热蕴毒，则唇燥而干，日久则积，是以清热泻火，治先宜清泻脾胃伏火，解毒活络，后再拟夏枯消瘤丸加减破瘀化积治之。

腹壁的浅静脉炎：血栓性静脉炎，是浅表静脉的一种急性非化脓性炎症，多发于四肢浅静脉，但也可发生于胸腹壁静脉。本病急性期多表现为患处局部红肿疼痛，其周围皮肤温度增高，触诊可沿受累静脉摸到有压痛的条索状物。一般，属于中医学的"脉痹""筋痹""恶脉""疬病"等范畴。中医学认为，本病多因湿热、气滞等因素导致血分瘀阻，进而闭塞脉道而成。故治疗多采用清热解毒、祛湿、化瘀等法。治疗本病，选用四妙勇安汤，以玄参、银花、甘草，清热解毒、凉血泻火；以丹参易当归，以增强通络止痛之效。在此方基础上，更合桂枝茯苓汤温经通脉，调营和卫，赤芍、牛膝活血化瘀，连翘清热散结，白芍、炙甘草、白芷酸甘解痉、和血止痛，黄芪补气托里，如此寒热并用，气血双调，补清同施，正邪兼顾，则气血运行，经脉流畅，邪热等清，炎症自除。

概而言之，从以上可以看出，中医药学其实很早很久以来就自觉或不自觉地在处理和解决现代医学所谓的机能性疾病了，且不胜枚举。

三、玄 府

（一）玄府概念的起源与发展

"玄府"首载于《黄帝内经》（以下简称《内经》），"所谓玄府者，汗空也""上焦不通利……卫气不得泄越，故外热"。意为具有聚集汗液、泄越卫气作用的"汗孔"。以上论述可以看作是对狭义玄府的各家论述，金元刘完素在《内经》认识的基础上，将玄府的意义不断延伸，以独特的视角、精练的语言，从结构、功能等方面，赋予玄府更加广阔深邃的内涵。如《素问玄机原病式·六气为病·火类》指出："然皮肤之汗孔者，谓泄气液之孔窍也。一名气门，谓泄气之门也；一名腠理者，谓气液出行之腠道纹理也；一名鬼神门者，谓幽冥之门也；一名玄府者，谓玄微府也。然玄府者，无物不有，人之脏腑、皮毛、肌肉、筋膜、骨髓、爪牙，至于世之万物，尽皆有之，乃气出入升降之道路门户也。"

回顾两千年来玄府概念的演变轨迹及现代医学发展，可以看出其有以下特点。其一，概念内涵不清：或言气门、鬼门，或言汗孔、汗空，或言毫窍，或言元府，或言细络，或言腠理等。其二，结构定位模糊：或言空，或言孔，或言窍，或言纹理，或言腔（缝）隙，或言白膜，或言细络等。其三，功能阐发不一：或言开阖，或言通利，或言渗泄，或言灌注等。其四，作用阐述不详：或谓发泄气汗，或谓气机通降，或谓津液渗泄，或谓气血渗灌等。诠释玄府概念，探讨玄府定义、结构、生理功能、病理状态及治疗等方面的内容，对促进中医学术的发展，更好地服务于临床实践，具有重要的意义。

中医学文献中关于玄府及其相关名词的记载非常丰富，上起《内经》，下至现代，不少医家对玄府及其相关名词的概念、结构、生理功能、病理状态及治疗等都作了一系列的论述，为认识玄府，深入探讨玄府奠定了基础。为了深入解读玄府的概念，系统诠释其内涵，笔者对与玄府相关的书籍、文献进行阅读整理后，简要对其以上各方面进行概述如下。

1. 玄府的概念定义

对于玄与府的释义，古书曾有诸多记载，现归纳如下。

"玄"，《说文》解释为："玄，幽远也。黑而有赤色者为玄。象幽而入覆之也。"主要意思有五：

（1）赤黑色。《说文·玄部》："玄，黑而有赤色者为玄。"

（2）深之意。《说文·玄部》："玄，幽远也。"

（3）远之意。如《广雅》谓："玄，远也。"

（4）神妙、深奥之意。如《玉篇·玄部》说："玄，妙也。"《老子》第一章亦云："玄之又玄，众妙之门。"

（5）透彻、通达之意。如《淮南子·精神》谓："使耳目精明玄达而无诱慕……则望于往事之前，而视于来事之后，犹未足为也。"

"府"，其意有三：

（1）藏之意。如《说文》曰："府，文书藏也。"《玉篇·广部》亦曰："府，藏货也。"

（2）聚集之意。如《玉篇·广部》曰："府，聚也。"

（3）腑脏之意。如《说文解字注笺·广部》说："府，人身亦有出纳藏聚，故谓之五腑六脏，俗别作腑脏。"

2. 对玄府的总体认识

对玄府的总体认识，医家论述亦颇丰。

（1）汗孔之说。玄府一词首见于《素问·水热穴论篇》，指出玄府即汗空，其内涵比较集约而清晰，云："所谓玄府者，汗空也。"明代张景岳《类经》曰："所谓玄府者，汗空也（汗属水，水色玄，汗之所居，故曰玄府。从孔而出，故曰汗空。然汗由气化，出乎玄微，是亦玄府之义。空，同"孔"）。"由于汗孔不通，故可引起浮肿。故《素问·水热穴论篇》继续说："肾汗出逢遇风，内不得入于脏腑，外不得越于皮肤，客于玄府，行于皮里，传为胕肿。"玄府不通，外闭则郁而发热，故《素问·调经论篇》指出："玄府不通，卫气不得泄越，故外热。"

（2）腠理之说。《杂病源流犀烛·筋骨皮肉毛发病源流》将腠理谓之玄府，并就其名称之内涵做了解释。谓："皮之外，又有薄皮曰肤，俗谓之枯皮。经言皮肤亦曰腠理，津液渗泄之所曰腠，文理缝会之中曰理，腠理亦曰玄府，玄府者，汗孔也。汗液色玄，从空而出，以汗聚于里，故谓之玄府，府，聚也。"而《素问识·经脉别论篇》不同意此观点，谓："玄府，腠理也，大误，玄府，汗空也，与腠理自异。"

（3）心窍之说。明代王廷相《<雅述>序》曰："心同则见同，见同则道合……积世偏驳之论先已秽浊乎玄府，虽的示以道之真诠，亦将扞格而不入矣。"

（4）天宫或神仙居处之说。明代叶宪祖《鸾鎞记·鎞订》中曰："玄府仙人碧玉房，紫霞衣覆白霓裳。"

再如，古人称毛孔为玄府，释家称人身有八万四千毛孔。现代医学研究"皮肤是人体第二肾脏，具有吸收和排泄功能"。《身体的语言》一书中写道："皮肤和毛孔则将人与风的变化无常隔离开来并加以保护。皮肤是风雨、寒冷首先侵袭的对象，毛孔则是它们侵入人体的通道。紧闭的毛孔可确保活力，也是活力的象征，并可将自我保护隔离于周遭的乱象之外。"《黄帝内经》讲："善治者治皮毛。"所谓皮毛，就是病邪刚刚入侵，尚在腠理皮毛阶段，要此阶段就把疾病迅速而彻底地治好，这样才能防止邪气深入人体，把疾病扼杀在摇篮里。如虎符铜砭施术于皮肤，刮痧时毛孔开泄，直接可排出风寒暑湿燥火等邪。

3. 挖掘拓展

（1）玄府：无物不有的微观结构单位。

据刘氏所述，"玄府"是与汗孔相类似的孔窍，故以"门户"为喻；同时，这种"玄府"又是道路，故书中又以"腠理"解："谓气液出行之腠道纹理也。""腠道"，亦作"隧道"，似更为形象。由此看来，玄府不仅泛指普遍存在于机体中的无数微细孔窍，而且还包括各个孔窍之间纵横交错的联系渠道（微循环）。

归纳刘氏的有关论述，玄府具有如下四个特性。

第一，分布广泛，无物不有。玄府数量众多，遍布人体内外各处，不仅分布于皮毛、肌肉、筋膜，而且存在于脏腑、骨髓、爪牙中，乃至世之万物（应指生物）中。

第二，形态微细，肉眼难见。玄府是构成气机通道的基本结构单位。所谓"玄府"，即言其形态之玄冥幽微，非肉眼所能窥见，故又称"鬼神门"。

第三，性能独特，贵开忌合。玄府以"通"为用，具有"门户"的开阖性及"隧道"的通塞性，贵在开张通畅，最忌郁结闭塞。

第四，功能至全，作用至大。玄府不仅是气机运动和气化活动的基本场所，而且是精、血、津液与神机运行通达的共同"结构基础"。气、血、津、液、精、神六者，既同源异流，又殊途同归，最终均须通过"玄府"而发挥作用。故玄府关系着人体生命活动所有基本物质的顺利运行。

（2）玄府闭塞：百病共有的基本病理环节。

玄府理论的提出为中医深入认识疾病，分析病变机理建立了一个新的平台。玄府作为遍布机体至微至小的基本结构，凡外邪的侵袭、七情的失调、饮食所伤、劳倦所伤、气血津液失养都会影响到它的正常通利功能；而玄府一旦失其通畅，又必然导致气、血、津、液、精、神的升降出入障碍。

刘完素从火热论出发，认为热气怫郁致"玄府闭密"，是多种疾病的基本病机。《素问玄机原病式》云："人之眼、耳、鼻、舌、身、意，神识能为用者，皆由升降出入之通利也；有所闭塞者，则不能为用也！若目无所见，耳无所闻，鼻不闻臭，舌不知味，筋痿、骨痹，齿腐，毛发脱落（编者注：毛囊微循环障碍），皮肤不仁，肠不能渗泄者，悉由热气怫郁，玄府闭密而致气液、血脉、荣卫、精神不能升降出入故也。各随郁结微甚，而察病之轻重也。"书中列举了由玄府闭密导致的二十余种病症，几乎涉及临床各科。

进一步分析，可以认为不论外感、内伤，虚实寒热，均不能脱离"玄府闭塞"的问题。以外感病而论，外邪伤人，是否发病，即与玄府之通塞密切相关。如玄府不病，则营卫流行，气血畅通，邪气自无容身之处而随即被排出体外，反之，则邪气乃得留着为患而导致各种病变。

玄府闭塞所产生的病变甚多，但归纳起来，不外气病（气失宣通）、血病（血行瘀阻）、水病（津液不布）、神病（神无所用）四类。其中，气机郁遏而生内热，是玄府闭塞所致的最基本病变，也是刘氏论病力主火热的依据之一；神无所用而不遂其机，则是玄府理论阐发中医病机最有创意的内容所在。

（3）开通玄府：别开生面的临床论治思路。

玄府学说为中医治疗开创了一种新的思路和方法。基于玄府闭塞在各种病变中的普遍意义，如何开通郁闭之玄府，畅达阻滞之气、血、津液、精、神，自然成为临床治疗的一个主要目标和基本原则。

从玄府学说的角度来看，中医的各种治疗方法，尽管有内外之分，针药之别，手段不同，然而最终目标都应该是"开通玄府郁闭，畅达气血津液运行"。正如唐笠三所说："古人用针通其外，由外及内，以和气血；用药通其里，由内及外，以和气血。其理一而已矣。"

医门八法，或解除导致玄府闭塞的病因，或消除玄府闭塞形成的病理产物，从不同角度恢复玄府的畅通，可以看作是间接开通玄府的治疗方法。但是如果玄府郁结甚，闭塞无法开通，就是所谓的疑难病症。那么，采用直接刮痧或针刺和用药内治这些方法对郁闭的玄府施治也就显得格外重要了。开通玄府的思路可为我们应对和攻克疑难病症提供又一切入点和突破口，即也可以看作对中医学"治未病"的"未病先防""既病防变""病愈复瘥"的一种具体贯彻方式与手法。

总之，刘完素的卓越贡献不仅在于提出了"玄府"理论，更在于创立了直接开通玄府的治法。《河间六书》中记载了辛热发散、芳香开窍、辛苦寒药攻下及辛苦寒药微加辛热宣通等开通方法，并列举了附子、全蝎、硫黄、醇酒等开通药物，是对中医药治疗学的丰富发展，也是其善治火热病的得力之处。

刘氏创制的防风通圣散，可看作是开通玄府的代表方之一。方中既用辛温发散的防风、麻黄、荆芥等，又用辛凉、苦寒宣泄的薄荷、黄芩、滑石等，还配合通降除积的大黄、芒硝，佐以调和气血之味。该方通过解表泻里、清热除湿、散结导滞，共达宣通玄府、通行气血之效。

总体来说，玄府是具有流通气液、渗灌气血和运转神机的至微至小的微观结构。其生理功能为气升降出入之门户，为气液流通之通道，为神机运转之道路门户。它的病理状态主要表现为开阖通利太过和开阖通利不及。玄府作为遍布机体的至微至小的一种结构，任何层次结构发生的病变，都可以表达为玄府病变，简称"玄病"。气血津液的运行流通发生失调，神机运转发生失常，都可以归结为玄府病变，故可以认为玄府病变是中医学的最基本病机。因此，相应的治则应当是开通玄府，重建正常的开阖流通功能，恢复气血津液的正常流通渗灌和神志的正常运转。如何做到这些，最基本的治法，就是从"去菀陈莝"，推陈致新，去除人体最细微之处的瘀血浊毒，使人的机体得到净化，重焕青春活力来着手了。

笔者研究发现，用去菀陈莝之法，不仅可以用于水肿病的治疗，只要是郁久的恶血与浊毒所致的疾病都可以运用并疗效显著。对玄府概念的深入研究，无疑拓展了传统中医对疾病的认识，也丰富了中医的治疗手段，为疾病的诊治提供了新的思路。

（二）玄府结构的现代研究

1. 玄府与微循环

周学海《形色外诊简摩》谓："刘河间授论玄府之功用，谓眼耳鼻舌身意，皆借玄府以成其功用者也。上言舌体隐蔽，为浊血满布于细络，细络即玄府也。所谓浊血满布，是血液之流通于舌之玄府者，皆夹有污浊之气也，或寒气凝结，或痰涎阻滞于胃与包络之脉中，至血液上潮者，不能合乎常度，即污浊之气生矣。"明确指出细络即玄府的论断。玄府可能属于中医学经络系统中细小的孙络的进一步分化而形成的一种细络系统。其能直接渗灌气血于组织器官，且能双向流动，五官、躯体、内脏器官、神明意识活动、四肢百骸等均依靠它的气血渗灌，在人身中居于极其重要的地位（发挥重要的作用）。此与现代医学微循环理论相符合。

2. 玄府与离子通道

离子通道都由跨膜蛋白构成，是生物体内信息传递的基本单位，其控制着神经、肌肉等组织的兴奋性，参与动作电位的发生和扩布，调节神经递质的释放，进而经过电信号到化学信号的转换，控制分泌、代谢、收缩和兴奋性变化等重要生命过程。小的单位，其存在的普遍性、形态的微观性，以及进行物质交换、信息交流等特征，均与现代医学细胞膜的分子组成和结构，主要是离子通道有许多共性内涵。

3. 玄府与细胞间隙

玄府与细胞间隙，无论是从结构层次及其特点，还是生理功能等很多方面都是相同的，尤其是玄府的流通气液功能与细胞间隙的细胞外液流动及其信息传递相似，更支持这一假说。具体体现在以下几方面：

（1）结构的微细性，非肉眼所能看见；

（2）结构特点的相似性；

（3）功能特点的相似性。

值得提出的是，微循环、离子通道、细胞间隙的许多思想理论在"玄府"说中早已提出，而"玄府"说的许多思想，以上理论远未涉及，故不可将其完全等同起来，它们不属于同一理论体系，尤其实践的背景更是不同。虽然玄府与它们有共通之处，但要比它们要早得多且更广更深。

（三）玄府的生理功能

1. 玄府为气升降出入之门户

气作为构成人体的最基本的运动物质，必然有赖以运行的最基本的道路。气的特性是"至大无外"，于人体来讲，至大之特性与整个人体相应，所谓"人之生，一气而已"（吴廷翰《古斋漫录》）；"至小无内"，所谓"人生所赖，惟气而已"（《医门法律·明胸中大气之法》）。正因为至微至小，必然就有至微至小的玄微结构作为其运行的道路，所谓"气小而道小，气至小而道至微"。

广义玄府作为玄微之府结构的猜想，是基于发泄气液的汗孔，流通气液的腠理而诞生的。按有外窍必有内窍的理论，外窍可察，内窍难见，可以外窍推测内窍之功用。外有气汗发泄，内亦应有气液流通。如此，以外揣内，以大知小，天人相应，内外相类，构成了中医学理论的基本特色。也就是说，玄府的存在或玄府的结构，是与外窍的存在相应的，外窍与内窍在开阖方面是一致的。故可以外窍的开阖司发泄气液之功推测内窍的开阖司流通气液之用。由此及彼，故而作为玄府的功能，也当以流通气液为主。也就是说，玄府是气机运行的道路门户。

2. 玄府为津液流通之通道

关于津液的生成、输布和排泄，是一个涉及多脏腑一系列生理活动的复杂生理过程。其总的过程是"饮入于胃，游溢精气，上输于脾，脾气散精，上归于肺，通调水道，下输膀胱，水精四布，五精并行，合于四时五藏阴阳，揆度以为常也"。

具体内容体现在以下三个方面：

（1）三焦、腠理为津液运行之宏观道路；玄府为津液运行之微观道路。

（2）五脏通过其内玄府的气行津运，构建和维持其功能，发挥对津液的代谢输布作用。

（3）津液微循环系统。

3. 玄府为神机运转之道路门户

神机，即是神志、神明或精神，统称为神。

神的含义有三：泛指自然界的普遍规律，包括人体生命活动规律；指人体生命活动的总称；指人的精神、意识、思维、情志、感觉、动作等生理活动，为人类生命活动的最高级形式，即中医学中狭义的神，神自生命诞生之时就产生了，所谓生之来谓之精，两精相搏谓之发展、消亡。神必须时刻依赖于后天水谷精气的充养，方能精充气足，血盛神旺。故曰"神者，水谷之精气也"（《灵枢·平人绝谷》），"血气者，人之神"（《素问·八正神明论篇》）。而玄府对运转神机功能的重要性则体现为：玄府内气液流通和血气渗灌是神机运转的表现形式；玄府开阖通利障碍是神机运转失常的基本病机。

（四）玄府的病理状态

玄病因发生的部位不同，而有脏腑玄病、奇恒之腑玄病、五体玄病及九窍玄病等。无论是何部位的玄病，其主要表现形式有两大类：即开阖通利太过和开阖通利不及。玄府开阖通利太过是指玄府的正常开阖通利功能超出常度，导致精、气、血、津液的运行或神机运转亢奋或有余的一种病理状态。玄府开阖通利不及是指玄府的正常开阖通利功能低于常度，即处于低值状态，导致精、气、血、津液的运行或神机运转乏力或疲惫的一种病理状态。玄府开阖通利太过或是不及，又可以演化出种种不同的病机，如因玄病而致气病，因玄病而致血病，因玄病而致水病，因玄病可致神志异常等，从而导致临床复杂的病机事件。考察玄病的病因是复杂的，既有因实而病，亦有因虚而为。因实而致者，主要有外感六淫、内伤七情、内生五邪等；因虚而致者，仍以先天不足、大病久病、劳倦内伤等为主。但就"实""虚"二者的关系，笔者认为是以"实"者为主，"虚"者为次；"实"者为先，"虚"者为后；"实""虚"的产生与存在带有非常明显的时代特性。

（五）玄病的治疗

基于以上关于玄病生理病理理论的认识，体会玄病治法的核心概念应为开通玄府。开通玄府为治病之纲，其实早在《素问·至真要大论篇》就有"疏其血气，令其条达，而致和平"的治则。就内治而言，汗、吐、下、和、温、清、消等祛邪之法，固然可看作开郁（开郁以祛邪，或祛邪以开郁）而设，即使补法，对于正虚邪实或衰竭自闭的玄府，亦具开通作用。但就不同病因病机来说，又有辨证施治之不同，可分别采取理气、活血、运水、清热解毒、凉血、攻下、祛痰、补虚等开玄固玄的方法加以施治。

但是以上治则治法，笔者不会与之苟同，因为它只不过是一个中下等医者在治"已病"，而非上工（医）治"未病"，而且更没看到或忽略了各种疾病产生的不同时代属性。

第三章 中医药调理微循环障碍让机能性疾病能够得以降解的临床运用之法

第一节　谈一谈"开鬼门"与"洁净府"的代表方——越婢加术汤

一、越婢的内涵

越婢加术汤是越婢汤加术。

越婢汤载于《金匮要略》中，经典方证提示："风水恶风，一身悉肿，脉浮不渴，续自汗出，无大热，越婢汤主之。"

越婢汤方剂：麻黄六两，石膏半斤，生姜三两，大枣十五枚，甘草二两。

把这个方子分为两组，一组是生姜、大枣、甘草，是调脾胃气机的；另一组是麻黄、石膏，脾胃虚故水饮不化，麻黄、石膏组合宣泄在里之郁热从小便而出，所以越婢汤是退水肿方。水肿是怎么来的呢？发病前多有受凉感冒史，或遭雨淋湿，紧接着即发热、浮肿。因此，可以认为本方所主是有表证的水肿。

越婢的名字怎么理解呢？越婢也，发越脾气，脾气升散流转，则风水自消，尤当加入苍术/白术健脾消水之力更强，为越婢加术汤。

汗出，可以是表卫不固，也可以是里热迫津外泄。

经方里对于出汗用三种方法解决：

第一种是用桂枝汤，桂枝汤后云"啜热稀粥"，凡欲用桂枝汤解表者都应温覆喝热粥，否则便发不了汗，用桂枝汤在于调。

第二种是用黄芪白术剂顾护肺气，固表敛汗。

第三种是麻黄和石膏同用的方子，里有热迫津外泄；本方有自汗出，本方后也未言温覆，故知本方用意不在发汗。方中石膏与麻黄的用量，如不喝粥温覆，就发不了汗（石膏寒凉，用量大就在体内清热了，内热退除，则汗自收。石膏+麻黄，辛凉）。

越婢加术汤就是越婢汤加白术，为什么加白术？是因为口渴。口渴，在古代医学里面，这是体内有停水的外在表现，也是用术的依据。这种渴感比较严重，但大多伴有浮肿、多汗、便溏等，属阳明脾胃病。

二、深刻理解越婢加术汤

从脏腑角度来讲，本方治证，乃脾气素虚，湿从内生复感外风，风水相搏（风邪外袭，肺卫失宣，水湿泛溢肌肤）发为水肿之病。方以越婢汤发散其表，白术治其里，使风邪从皮毛而散，水湿从小便而利。二者配合，表里双解，表和里通，诸症得除。

从六经辨证的角度来讲，就是太阳表证合阳明里证。

越婢汤重用麻黄达六两，既发汗，又利水，是"开鬼门"与"洁净府"的代表方。"开鬼门"是指体表的汗毛孔，在宣肺发汗的过程中，通过皮毛使汗从皮肤而出。"洁净府"

是中医治疗水肿病的方法，"净府"是指膀胱，"洁净府"即是利小便的意思。

本方麻黄与石膏配伍，呈现的作用则以利尿为主，二者相伍宣散发泄水气，兼清郁热，石膏亦能防麻黄发汗太过之弊。服后通常尿量大增，效果可以与西药的呋塞米相媲美，但解表之功确实是呋塞米所不及。由于本方的强大利尿作用可以使血压下降，因此不必担心麻黄的升压作用。

方中以麻黄配生姜宣散水湿，配石膏清肺胃之热，麻黄合甘草、大枣补益中气，因而可散皮表之水，水气得去。

白术乃脾家正药，健脾化湿是其专长，与麻黄相伍，能外散内利，祛一身皮里之水；白术配麻黄，利水作用更好，能除表里之水气。

诸药相配，共奏发汗利水，宣散郁热（湿热）之功，即表里水气兼顾。

另外，依据中医理论的"津血同源""血不利则为水"，治疗瘀血所致的特发性水肿，临床上亦非少见，可参见邓铁涛的治肝硬化腹水方、妇科水肿方等。

此外，水湿在膜原的既不在里也不在表，而在皮肤与肌肉夹层的亦可多见。

（一）《金匮要略·水气病脉证并治》之越婢加术汤

越婢汤加术所主的水肿为全身性，血容量高和心功能好是用方的必备条件，黄肿有足够的津液提供汗源。

《金匮要略·水气病脉证并治》曰："里水者，一身面目黄肿，其脉沉，小便不利，故令病水。假令小便自利，此亡津液。故令渴也，越婢加术汤主之。"

本条论述皮水的证治：皮水乃脾虚不运，肺气不宣，通调失职，水气停留于肌肤之中所致，因水气太盛则"一身面目黄肿，其脉沉"。黄肿，指水肿微发黄色，为水因热蒸之象；三焦气化不利，气滞水阻则小便不利，小便不利又使水无去路，肿势增剧。越婢汤的病机是"风水恶风，一身悉肿，脉浮不渴"。此言皮水"其脉沉"，与水肿的程度有关，越婢汤的病机为"外证浮肿，按之没指"，为病之初，证情不重，故脉浮，且小便不利；病势重并有发展，故其脉沉。要结合起来理解。

（二）《金匮要略·中风历节病脉证并治》之越婢加术汤

在《金匮要略》的水气病篇中，记录了大量关于水肿的病机、病理及相应的脉法与药方，其中的越婢汤就是一种治疗风水的发汗剂。在后世《千金方》中，加入了自术和附子，仍叫作越婢汤，可治"肉极，热则身体津脱，腠理开，汗大泄，厉风气，下焦脚弱"，是治疗一些关节疼痛、下焦脚弱的祛风剂。

越婢加术汤所治疗的足弱，和一般"筋痿"的足弱，在病因、病机以及治疗方面，有严格的区分。"筋痿"是因血虚，热邪伤津，筋脉失养，而致筋脉松弛，不任使用。在治疗方面，前者以逐水、消肿为主；后者以滋阴和血兼助阳气为主，可以用到甘草芍药汤。

从临床疗效推测，越婢加术汤的功效，应该有退肿、自汗、止关节痛等，而其内在的机制应该是利水清热排湿。许多关节病、皮肤病、肾脏病等都有应用本方的机会。从本方用量看，麻黄、石膏、甘草的比例为3：4：1。麻黄用量较大，所以，其人多见体格壮实或浮肿，高龄老人、体弱多病或营养不良者，均应慎用或忌用。此外，石膏能止汗，所以患者应见多汗、怕热等。白术止渴利水，患者可有明显的渴感，并有浮肿。

第二节　几种临床病症案例运用之法

一、太阳合阳明的肾病综合征

肾病指标：尿蛋白（++++），白细胞满视野。

太阳证：除浮肿外，有头痛，咽痛，身冷，发热恶寒，头项强痛，微咳。

太阳证水肿：全身重度浮肿，颈部、腹部及眼睑浮肿，下肢浮肿（都是体液向体表聚集的表现）。

阳明证：口干、郁热为阳明的石膏证。

因为有水肿，所以患者可能血压高，这个高血压是继发的，水肿消退，血压自然降低，与原发性高血压不同。而且患者有迅速的全身浮肿表现，符合太阳阳明并病的越婢汤的适应证，这是关键。

用此方治疗急性肾炎，多为儿童青少年，有全身浮肿，太阳阳明并病，服用此方后十余日浮肿退，尿量增加，尿蛋白减为正常。

二、风湿热痹关节痛

临床均有发热、关节疼痛的症状，伴有恶寒；疼痛波及肩、肘、腕、膝、踝、趾、指等关节，尤以膝、踝、腕关节疼痛者居多；以越婢加术汤加减治之，以麻黄、石膏、白术三味为主。

随其风、湿、热之偏及关节肿痛而加味：①风湿偏盛者，加防风、防己、薏仁、赤茯苓；②湿热偏盛者，佐赤芍、秦艽、虎杖、忍冬藤；③上肢疼痛者加桑枝、桂枝；④下肢疼痛者加牛膝、海桐皮。

方中重用麻黄、石膏二味，麻黄每剂用 30 g，石膏每剂用 30 ～ 60 g，其他药味均投常用剂量。对治风湿热关节痛有效。

方证鉴别：①越婢加术汤与麻黄加术汤均可以用来治疗身体痛，但麻黄加术汤用于无汗而身体肿痛，以痛为主；越婢加术汤治疗身体肿痛，以肿为主，而且多汗。前者多寒湿，后者多湿热。②越婢加术汤与防己黄芪汤都能退肿止汗，但越婢加术汤证患者体格健壮，其汗出是里有热；而防己黄芪汤证患者肌肉松软，其汗多是表虚不固。③越婢加术汤与麻杏苡甘汤均可以治疗皮肤痒，两方均可以除湿，但麻杏苡甘汤证病位表浅，仅仅是汗后当风，是风湿在表，故麻黄仅用半两，微微发汗即可。而越婢加术汤湿热在里，表有风寒，故汗多，水肿明显，而且汗多而肿不退。

越婢加术汤除了用于肾炎水肿外，也可应用于治疗关节风湿病、过敏性皮肤病及流行性红眼病等。

加减法则：①热重加生石膏；②祛寒加桂枝、甘草、生姜；③湿重加麻黄、苍术、薏苡仁；④解毒加荆芥、金银花、连翘；⑤老年人体弱加枸杞、仙灵脾；⑥术，有白术、苍术之分，据传统用药习惯，浮肿者用白术，腹胀、舌苔厚腻者用苍术；⑦如果有恶风、关节痛者，加附子；⑧清热解毒之品可用金银花、连翘、大青叶；⑨温中之品可与生姜、干姜合用；⑩护阴可用玄参、麦冬；⑪加车前子、茯苓、猪苓治急性肾小球肾炎；⑫车前子、茯苓、泽泻治水肿；⑬本方治泌尿系统疾病，见血尿者加白茅根、仙鹤草，腰痛者加杜仲，气虚者加党参；⑭方中稍加荆芥、防风等表药，厚朴、大黄、薏苡仁、车前子等通利之药，可使湿邪被清除时能够从表皮、大便、小便三路分而消之，其去势更速。

三、右下肢坐骨神经炎

蒋某，男，38岁，技术员。初诊：1978年12月5日。两个月前曾淋雨受湿，后感腰骶部酸软，未予治疗。随后突然腰骶沿大腿后侧、腘窝至小腿外侧、后脚跟，酸胀疼痛、疲乏无力。医院诊断为右下肢坐骨神经炎。曾用维生素 B_1、维生素 B_{12}，以及针灸和中药温经通络之品治疗，效不显。

现右下肢在弯腰、屈膝或伸直腰膝时疼痛难忍，天晴稍减，阴雨加重。站立、行走时，身体微向左侧倾斜，睡眠时只可左侧卧。口干，舌质淡红、舌苔少，脉濡数。

病属寒湿郁久化热，湿热入络，拟清热除湿，佐以通络，仿《温病条辨》宣痹汤化裁。

组成：苍术10g，木瓜10g，薏苡仁24g，防己10g，怀牛膝 10 g，蚕沙 10 g，豆卷 24 g，炒黄柏 10 g，桑枝 24 g，萆薢 12 g，松节 10 g。4 剂。

二诊（12月14日）：腰骶至右下肢疼痛大减，脉舌不变。湿热仍盛，上方去防己、松节，加茵陈 10 g，苦参 4.5 g，续服 4 剂。12 月 26 日来院，病已痊愈。

按：本例前医以阳虚不能卫外，寒湿乘虚入络，屡进温经通络之品，使湿邪郁久化热，症见口干，舌质淡红，脉濡数。至此不可再用常法，即当转手以清热除湿为治。方中苍术、黄柏、牛膝、薏苡仁即四妙散，善清下焦湿热。余如木瓜、蚕沙、茵陈、防己、苦参、萆薢、豆卷、桑枝随症加减，均为清热除湿、通络止痛之品，本案始为寒湿外侵，继因久病误治，故仍从湿热下注议治获愈。

四、睡觉时惊叫如狂案

马某某，男，48 岁，干部，1980 年 4 月 21 日初诊。患者每夜睡后于凌晨 2～5 时突然惊叫而醒，并两手掌心相对猛力拍击，两足内侧用力撞击，甚或以拳击墙，以足乱踢，心中明了，但不能自制。约 20 min 后渐复如常。

患者平素头痛眩晕，胸中痞闷，右半身肢体麻木，写字时手颤抖。颜面晦暗，两手掌有斑点紫红如朱，舌紫黯，舌下脉络粗张、苔厚腻而滑，脉弦硬。

辨证为痰瘀交结，肝肾阴亏，阳亢化风。治以活血化瘀涤痰、滋肾潜阳熄风为法。药用丹参 30 g，豨莶草 30 g，川牛膝 15 g，桑寄生 15 g，地龙 12 g，乌梢蛇 12 g，生、熟地黄各 12 g，僵蚕 10 g，川贝母（冲服）10 g，枸杞子 10 g，女贞子 10 g，鳖甲 10 g，琥珀（冲服）6 g，羚羊角（先煎）5 g，每日 1 剂，水煎，分 2 次服。并丹参注射液 2 mL 肌内注射，每日 2 次。

二诊：患者初服 2～3 剂时，发作反而转频。坚持服完 15 剂，惊叫、拍掌、踢脚、击墙、胸闷等症状逐渐平复。睡眠转佳，手足心发热而以足心为甚，仍右半身肢体麻木。舌黯好转，滑腻苔略减，脉尚弦硬。原方加龟板、五加皮各 10 g，续服 15 剂。

三诊：诸症消失，以养肝滋肾、活血化痰之品善后。

按：夜间惊叫在正常人亦可发生，多因受惊偶尔发生，醒后复归于正常。但此患者经常发生，且醒后常有拍掌、踢脚、击墙等类狂行为，且平素有头痛眩晕、胸闷、肢体麻木、颤抖等不适表现，舌、脉异常，当是病态，必须予以治疗。

对于惊叫如狂症的病位、病因、病机和治疗方法，历代医家罕见论述，无经验可以借鉴。张学文认为本病当属脑病，涉及肝与跷脉。中医认为脑为髓海，"头有气街……气在头者，止之于脑"（《灵枢》）。"头者，身之元首，人神所注"（《金匮要略》），"脑为元神之府"（《本草纲目》）。《素问》曰："圣人上配天以养头""清阳出上窍""清阳实四肢"。《千金要方》曰："头者，诸阳之会也。"《灵枢·海论》云："脑为髓之海……髓海有余，则轻劲多力，自过其度。髓海不足……胫酸……懈怠安卧。"阳主动，阴主静，睡寤与运动是脑神之用，需跷脉参与。"跷"，《论文》："跷，举足行高也。"杨玄操注《难经》曰："跷，捷疾也，言此脉是人行走之机要，动足所之由，故由跷脉焉。"《灵枢》指出："卫气不得入于阴，常留于阳，留于阳则阳气满，阳气满则阳跷盛，不得入于阴则阳气盛，故目不瞑矣。""卫气留于阴，不得行于阳，留于阴则阴气盛，阴气盛则阴跷满，不得入于阳则阳气虚，故目闭也。""阴跷阳跷，阴阳相交，阳入阴，阴出阳，交于目锐眦，阳气盛则瞋目，阴气盛则瞑目。"

患者惊醒后肢体躁动和平素眩晕、手颤抖当属风证，所谓风性动。《素问》云"诸风掉眩，皆属于肝"。患者年过六八，肝肾不足，髓源亏虚，故眩晕。阴液亏虚，血行凝滞，渐而成瘀，故颜面晦暗，两手掌有斑点紫红如朱，舌紫黯、舌下脉络粗张，脉弦硬。津血相关，血不利则津液停滞，久聚成痰，故苔厚腻而滑。痰瘀交结则病难愈。肝肾阴亏，阴不涵阳，则阳亢化风，故手颤抖。风煽痰瘀上扰脑海，脑神受扰，神用无方，跷脉失常，故夜睡惊叫，醒后出现拍掌、踢脚、击墙等类狂行为。《千金要方》说阳跷主"卧惊"。《医学入门》云："阳跷之病，阳急而狂奔；阴跷之病，阴急而足重。"故治以丹参、豨莶草、川牛膝、琥珀活血化瘀，川贝母化痰。虑痰瘀深入血络，故以地龙、僵蚕、乌梢蛇搜剔通络，另地龙、僵蚕还可化痰熄风。生地黄、桑寄生、枸杞子、女贞子、鳖甲、龟板滋肾养阴以潜阳。羚羊角熄风。选药精当，配伍严谨，丝丝入扣，切中病证，从而效如桴鼓相应。

五、肺尖结核所致颈交感神经损害综合征

朱某，男，42 岁。1973 年 2 月 7 日就诊。1962 年 10 月胸透发现左肺尖浸润型结核，1967 年 6 月拍片复查，左肺第 1 肋间见 5.5 cm×4 cm 之透光区，1~2 肋间还见有条状阴影，气管偏左。经中西医系统治疗，1971 年 2 月复查，空洞基本愈合。1972 年 5 月间开始出现左眼裂变小，面肌痉挛，逐渐发展至牙关紧闭，影响饮食和语言。1973 年 2 月 21 日住某医院，经会诊，诊断为"肺尖结核所致颈交感神经损害综合征"。曾用西药治疗，效果不明显。目前患者左眼裂缩小，眼球下陷，瞳孔缩小，出现少量面肌痉挛，口角歪斜，痰黄稠难咯，口气臭，口渴，食欲减退，大便秘结，尿黄，舌尖色深红，舌苔因患者不能配合未查，脉弦滑数。

治则：清热化痰，通络舒筋。

方药：丝瓜络 30 g，薏苡仁 24 g，冬瓜仁 18 g，芦根 15 g，浙贝母 12 g，茯苓 9 g，白芍 9 g，桃仁 6 g，半夏 4.5 g，风化硝 4.5 g（另冲）。

服药 2 剂，大便通畅，面肌痉挛停止，嘴能张开 1 cm，舌苔薄黄腻、舌质红，脉弦数。

拟上方去茯苓、半夏，加养阴之品，3 剂后两眼裂等大，口形端正，嘴已能张开，但感觉张口很吃力，语音不甚清晰，食欲好转，二便正常。此为痰热胶结日久，肺胃津液耗伤，筋脉失养。处方：生石膏 48 g，桑枝 24 g，薏苡仁 15 g，火麻仁 12 g，麦冬 12 g，白芍 12 g，阿胶 9 g，杏仁

9 g，枇杷叶 9 g，甘草 9 g，桑叶 6 g。

每日 1 剂，连服 15 剂，嘴能自然张开，但语音仍不清晰，肺胃津伤而湿热未清。予甘露饮加减：玄参 24 g，薏苡仁 24 g，生地黄 15 g，石斛 15 g，芦根 15 g，麦冬 12 g，枇杷叶 9 g，黄芩 9 g，甘草 3 g。

服药 6 剂，并嘱每日早起做张口运动，语言逐渐转清，五官端正，获得临床治愈，恢复工作，随访两年未复发。

按：颈交感神经综合征，或称霍纳（Horner）氏综合征。脊髓颈 7 胸 1 节段灰质侧角交感神经细胞群及其所发出的交感神经纤维任何一处受损均可表现此综合征。

中药治疗此症，目前文献尚少见报道。本案肺胃痰热壅盛，随经流注入络，筋脉失养而致痉挛拘急。故治以清热化痰，通络舒筋之法。千金苇茎汤善清肺胃痰热，指迷茯苓丸用于痰热流络而致筋脉挛急疼痛之症，加浙贝母、丝瓜络、白芍以增强化痰通络舒筋的作用。服后得大便畅通，邪热有出路，诸症随即渐减。后因舌苔薄黄腻、舌质红，乃痰热稍退而阴伤，故去茯苓、半夏之燥，加清养肺胃津液之品。服后舌苔转薄黄，遗留张口无力，语音不清，仍以肺胃阳虚为主，故拟清燥救肺汤加减，养阴兼清热化湿，并结合做张口运动，遂获临床治愈。

六、胃痞所致寒暑不分、头凉和全身畏寒案

孙某，男，65 岁，1986 年 3 月 26 日初诊。主诉：胃脘冰凉感 5 年，加重 2 年余。患者经常感胃脘冰凉，近两年加

重，不敢食凉物，若食一两口就感胃脘冰凉加重，必须喝大量热开水，或喝些酒才能缓解。尤其是近两年还感头凉，不分寒暑都得戴帽子才能入睡，伴畏寒，易困乏，易感冒，腹较胀，咽唇干，口渴喜热饮。舌质红、苔薄黄腻，脉沉弦过弱。

病机与治则：湿热内蕴，经络阻滞，阳气不布；治当健脾益气，清热燥湿，温经通络。

处方：党参30 g，苍术12 g，石膏30 g，车前子20 g，知母15 g，玄参15 g，厚朴12 g，紫苏叶12 g，藿香12 g，细辛5 g。水煎服，6剂，每日一剂，早、中、晚分3次服。

方解：该患者为脾肺气虚，湿热阻滞中焦，导致经络阻滞，阳气不布。故本方以党参、苍术、石膏、知母、车前子、厚朴健脾益气，清热利湿，行气导滞；党参、紫苏叶、藿香、细辛益气温经，芳香通络，促阳气敷布；佐以玄参滋阴清热。上药合奏清热燥湿，益气温经，阳气敷布之功。

1986年3月31日二诊：近两日胃脘已不感冰凉，夜晚不戴帽子也能入睡，苔薄黄，脉浮弦。仍以上方加减主之，2剂。

1986年4月2日三诊：胃脘及头未感冰凉，试食1只梨，胃脘也无异感，仍以上方2剂以巩固之。

按：此案例为湿热阻遏经络，导致阳气不布而外显的寒证，经清热利湿为主治疗，取得很好效果。该案既有中焦湿热阻遏经络所致的胃脘冰凉；又有因中焦湿热，脾运化无力，营卫化生减少，导致的肺卫气虚引起的头凉、全身畏寒，故融健脾清热燥湿及益气温经散寒为一方，各行其道，相得益彰，而获实效。

七、麻黄活血汤（麻黄连翘赤小豆汤加味）治红斑性肢痛症案

麻黄、当归、红花、防风、炙甘草、生姜各 10 g，连翘 20 g，赤小豆 30 g，桑白皮、杏仁、赤芍、大枣各 15 g，全蝎 6 g。其中，麻黄先煎，去上沫，再入诸药。服上方 1 剂后汗出淋漓，内衣俱湿，病随汗止。守方再进 4 剂，均汗出津津，红斑、肢病全消。追访年余，均未见复发。

按：红斑性肢痛症，为一少见的自主神经系统疾病。选用本方可开鬼门，攘贼邪，使湿热随汗外泄，并佐以化瘀通络之品，顾标治本，因而效卓。方用麻黄、杏仁、生姜以辛散表邪，宜发郁热；连翘、生梓白皮、赤小豆清泄湿热；甘草、大枣调和脾胃。诸药为伍，使表里宣通，湿热有外泄之路，表解里和，其病即愈。

附：麻黄连翘赤小豆汤

方剂组成：麻黄（去节）2 两（6 g），连翘根 2 两（6 g），赤小豆 1 升（24 g），生梓白皮（切）1 升（24 g），杏仁（去皮尖）40 个（7 g），炙甘草 2 两（6 g），生姜（切）2 两（6 g），大枣（擘）12 枚。

方歌：麻黄连翘赤小豆，桑白杏草姜枣凑，宣肺解毒消湿肿，湿热兼表黄疸廖。

服用方法：上八味，以潦水 1 斗，先煮麻黄再沸，去上
沫，内诸药，煮取 3 升，去滓，分温 3 服，半日服尽。

方义：本方为麻黄汤去桂枝加味而成。用麻黄汤发汗
解表，恐桂枝助热，而去之，加连翘清热透表，赤小豆化
瘀利湿，生梓白皮达皮而清湿热，姜、枣调营卫而补正。本
方为表里双解之剂，适用于湿热发黄而又兼表证者。生梓白
皮一般药房不备，可以桑白皮代之，或再加茵陈清热利湿以
退黄。若表证除，则去麻黄、生姜等辛温之品，本方不宜
久服。

主治：湿热蕴郁于内，外阻经络肌肤之病候。

临床应用：

（1）以皮肤瘙痒、水疱、糜烂和渗出等为特征的皮肤科
疾病，如荨麻疹、急性湿疹、红皮病、脂溢性皮炎、寻常性
痤疮、水痘、玫瑰糠疹、病毒性疱疹、过敏性皮炎、汗腺闭
塞证、皮肤瘙痒症和狐臭等。

（2）以发热、水肿为表现的泌尿系疾病，如急慢性肾小
球肾炎、肾盂肾炎、尿毒症、非淋球菌性尿道炎、淋病及膀
胱炎等。

（3）湿热黄疸、小便不利者，见于急性传染性黄疸型肝
炎、重型病毒性肝炎、肝硬化腹水、术后黄疸、胰头癌及妊
娠期黄疸等。

仲景方论：《伤寒论》第 262 条：伤寒瘀热在里，身必
黄，麻黄连翘赤小豆汤主之。

其他方论：

（1）成无己《注解伤寒论》：《内经》曰：湿上甚而热，

治以苦温，佐以甘辛，以汗为故止，此之谓也。又煎用潦水者，亦取其水味薄，则不助湿气。

（2）方有执《伤寒论条辨》：麻黄、甘草、杏仁，利气以散寒，麻黄汤中之选要也；连轺、小豆、梓白皮，行湿以退热，去瘀散黄之领袖也；姜、枣益土，为克制；潦水，无力不助湿。

又曰：轺，《本草》作翘，翘本乌尾，以草子析开，其间片片相比如翘得名。轺本使者小车乘马者，无义，疑误。

（3）钱天来《伤寒溯源集》：麻黄汤，麻黄、桂枝、杏仁、甘草也，皆开鬼门而泄汗，汗泄则肌肉腠理之郁热湿邪皆去。减桂枝而不用者，恐助瘀热也……赤小豆，除湿散热，下水肿而利小便……梓白皮，性苦寒，能散湿热之邪，其治黄无所考据。连翘根，陶弘景云：方药不用，人无识者。王好古云：下热气，故仲景治伤寒瘀热用之。

（4）吴谦《医宗金鉴》：湿热发黄无表里证，热盛者清之；小便不利者利之；表实者汗之，皆无非为病求去路也。用麻黄汤以开其表，使黄从外而散。去桂枝者，避其热也；佐姜枣者，和其营卫也；加连翘、梓皮以泄其热，赤小豆以利其湿，共成治表实发黄之效也。连翘即连翘根。无梓皮以茵陈代之。

（5）许宏《金镜内台方议》：伤寒瘀热在里，身必发黄，此盖其人素有湿热，就因伤寒汗不尽，阳明之经为瘀热所凝，则遍身必发黄，经云："湿热相交，民多病瘅"是也。此汤盖为发汗不尽，脉浮、身发黄者所设也。麻黄能散表邪，用之为君；杏仁、生姜能散气解表，用之为臣；连翘味苦性寒，生梓白皮性寒，能除湿热，赤小豆味甘平，能去脾胃之湿，用之为佐；甘草、大枣性甘，能入脾，益胃气，用之为使。以此八味之剂，专治表邪不尽，瘀热在里，遍身发黄者之用也。

问曰：发黄之证有数方，各有所主乎？答曰：麻黄连翘赤小豆方治余汗不尽，瘀热在里，身必发黄，其脉浮者，取微汗之；茵陈蒿汤乃治瘀热在里，身发必黄，其脉沉实，为表邪已散者所设，取微利之；栀子柏皮汤乃治表里皆热者之所设，不可汗下，只此解之；茵陈五苓散治发汗后发渴，小便不通，身目皆黄者所设，以取其利小便也。

（6）柯韵伯《伤寒附翼》：此汤为麻黄汤之变剂也。伤寒不用麻黄发汗，而反下之，热不得越，因瘀于里，热邪上炎，故头有汗；无汗之处，湿热熏蒸，身必发黄；水气上溢皮肤，故小便不利。此心肺为瘀热所伤，营卫不和故耳。夫皮肤之湿热不散，仍当发汗，而在里之瘀热不清，非桂枝所宜，必择味之酸苦，气之寒凉，而能调和营卫者，以凉中发表，此方所由制也。小豆赤色，心家谷也，酸以收心气，甘以泻心火，专走血分，通经络，行津液，而利膀胱；梓白皮色白，肺家药也，寒能清肺热，苦以泻肺气，专走气分，清皮肤，理胸中，而散烦热，故以为君。佐连翘、杏仁以泻心，麻黄、生姜以开表，甘草、大枣以和胃。潦水味薄，流而不止，故能降火而除湿。取而煮之，半日服尽者，急方通剂，不必缓也。

夫麻黄一方，与桂枝合半，则小发汗；加石膏、姜、枣，即于发表中清火而除烦躁；去桂枝之辛热，加石膏之辛寒，则于发表中清火而定喘；君以文蛤，即于发表中祛内外之湿热；加连翘等之苦寒，即于发表中清火而治黄。

（7）尤在泾《伤寒贯珠集》：瘀热在里者，汗不得出而热瘀于里也，故与麻黄、杏仁、生姜之辛温以发越其表，赤小豆、连翘、梓白皮之苦寒甘以清热于里，大枣、甘草甘温悦脾，以为散湿驱邪之用。用潦水者，取其味薄，不助水气也。合而言之，茵陈蒿汤是下热之剂，栀子柏皮汤是清热之剂，麻黄连翘赤小豆汤是散热之剂也。

（8）王子接《绛雪园古方选注》：麻黄连翘赤小豆汤，表里分解法；或太阳之热，或阳明之热，内合太阴之湿，乃成瘀热发黄，病虽从外之内，而黏着之邪，当从阴以出阳也。杏仁、赤小豆泄肉理湿热，生姜、梓白皮泄肌表湿热，仍以甘草、大枣奠安太阴之气，麻黄使湿热从汗而出太阳，连翘根导湿热从小便而出太阳，潦水助药力从阴出阳。经云："湿上甚为热。"若湿下行则热解，热解则黄退也。

（9）陈修园《长沙方歌括》：栀子柏皮汤治湿热已发于外，止有身黄发热而无内瘀之证。此治瘀热在里，迫其湿气外蒸而为黄也。麻黄能通泄阳气于至阴之下以发之，加连翘、梓白皮之苦寒以清火，赤小豆利水以导湿，杏仁利肺气而达诸药之气于皮毛，姜、枣调营卫以行诸药之气于肌腠，甘草奠安太阴，俾病气合于太阴而为黄者，仍助太阴之气，使其外出下出而悉去也。潦水者，雨后水行地，取其同气相求，地气升而为雨，亦取其从下而上之义也。

八、盗汗案 / 痞满案

患者，男，40 岁。近 1 周来，无明显诱因每于天亮之前寐中汗出岑岑，醒后湿透，身微热，口苦易怒，两胁胀满，呕逆纳呆，小便短少，大便欠畅。舌质偏红、苔黄腻，脉弦滑。辨证属湿热郁遏少阳。治拟清热利湿、疏泄少阳。方用蒿芩清胆汤加减。

处方：青蒿、山楂、滑石（包煎）、糯稻根各 15 g，煅龙骨（先煎）、煅牡蛎（先煎）各 24 g，黄芩、陈皮、枳壳、木香各 10 g，竹茹、姜半夏各 9 g，赤茯苓 15 g，麦芽 30 g，青黛（包煎）、黄连各 6 g，甘草 6 g。7 剂，水煎服。并忌恣食肥甘油腻之品。

药后，盗汗已明显减轻，上方去煅龙骨、煅牡蛎，续进 7 剂，则盗汗止，余症悉平。

按：盗汗不独阴虚，临床上湿热所致盗汗亦不在少数。本例患者系内伤饮食，积滞生湿化热，湿热交蒸，入于阴分，正邪纷争，营阴失守，迫津于外，盗汗发生。而寅卯之时乃少阳之气生发较旺之时，少阳气机为湿热所遏，枢转受阻，故汗出于天明前。《伤寒明理论》云："伤寒盗汗者，非若杂病之虚，是由邪气在半表半里使然也。"两胁肋胀满、口苦喜怒、呕逆纳呆、小便短少为一派湿热郁阻少阳、三焦气机不畅之象。本案呕逆纳呆，有积食夹杂，故以蒿芩清胆汤合消食导滞之品同用，方可切中病机而取效。

九、悬饮（渗出性胸膜炎）

患者，徐某，女。因咳嗽少痰，左侧胸痛，呼吸困难，发冷发热6天入院。入院前3天上述症状加剧。体检：营养、精神差。舌苔厚腻，脉弦滑。呼吸较急促，在左胸第2肋间隙以下语颤消失，叩呈浊音，呼吸音消失。X射线透视积液上缘达前第2肋间，心脏稍向左移位。穿刺抽液50 mL，黄色半透明，李凡他氏试验（++），蛋白5.5 g/L，白细胞 255×10^9/L，淋巴细胞百分比88%，中性粒细胞12%，未找到结核菌；血沉40 mm/h。根据上述情况符合中医悬饮，其病属实证，因此，以祛逐饮邪法，用十枣汤：大戟、芫花（炒黑）、甘遂各0.9 g。研成极细粉末，肥大红枣10个破后煎汁，在上午10：00空腹吞服。

药后1 h，腹中雷鸣，约2 h左右大便稀水5次。依法隔日1剂，投3剂后，体温正常，胸畅，胸痛减半，左前3肋以下仍呈浊音，呼吸音减低，X射线胸透复查，积液降至第3肋间隙以下。继续服原方4剂，体征消失，血沉5 mm/h，X射线胸透示积液完全吸收，住院26天病愈出院。

按：渗出性胸膜炎从其临床表现看，与十枣汤证极为贴近，属中医"悬饮"范畴。关于十枣汤治疗渗出性胸膜炎报道甚多，效果良好，只要是体质壮实者，可将本方作为首选方剂。

附一：李凡他比试验

李凡他比试验是作为区别渗出液和漏出液最主要、最常用的方法之一。临床上一般用于鉴别胸腔积液及腹水是否炎症的一项常规检查，阳性（＋）表示积液为渗出液，阴性（－）表示积液为漏出液。

临床意义：阳性时渗出液由炎症引起，常见于感染性、非感染性因素，有时可见于恶性肿瘤。阴性是漏出液属非炎症性，基本形成原因为：血浆胶体渗透压降低，血管内压力增高，淋巴管阻塞等。需要检查的人群：存在浆膜腔积液的人群。

相关症状：胸腔积液。

附二：悬饮病

悬饮病主要见于西医学的胸腔积液，如结核病、癌症和肺炎引起的渗出性胸膜炎，左心衰竭、低蛋白血症引起的漏出性胸腔积液以及脓胸、血胸等出现悬饮的临床表现。发病机理主要责之中阳素虚，复加外感寒湿，饮食、劳欲所伤，三焦气化失宣，肺、脾、肾对津液的通调转输蒸化失职，阳虚阴盛，水饮内停。

仲景《金匮要略》首创痰饮病名，有"痰饮"专篇论述。其含义有广义与狭义之分。广义的痰饮是诸饮的总称，狭义的痰饮是诸饮中的一个类型，由于水液停积部位不同，而分为痰饮、悬饮、溢饮和支饮四类。又以长期留而不去的为留饮，伏而时发的为伏饮。首倡悬饮病名，对脉证治疗阐述甚详，成为后世辨证论治的主要依据。

隋唐至金元，在痰饮病的基础上，逐渐发展了痰的病理学说，倡百病兼痰的论点，从而有痰证与饮证之分。

1. 证候特征

（1）胸胁胀痛，咳唾、转侧及呼吸时疼痛加重，气短息促等为悬饮的证候特征。

（2）起病有急有缓，多数出现恶寒发热、气急及胸痛等症。

（3）发病常与饮食、起居及寒湿等诱因有关。

（4）患侧呼吸运动减弱，肋间隔或胸廓饱满，叩诊下部呈浊音或实音，听诊在浊音部位语颤和呼吸音减低或消失。

（5）胸部X射线、B超等检查，有助于诊断。胸部X射线摄片可见肋膈角变钝或肺野下部密度增高，有向外侧、向上的弧形上缘的积液影。

2. 病因病机

发病机理主要责之中阳素虚，复加外感寒湿，饮食、劳欲所伤，三焦气化失宣，肺、脾、肾对津液的通调转输蒸化失职，阳虚阴盛，水饮内停。

第三节　重视情志治疗也是中医治疗机能性疾病的一大特点

情志活动由脏腑精气应答外在环境因素的作用所产生，脏腑精气是情志活动产生的内在生理学基础。《素问·天元纪大论篇》曰："人有五脏化五气，以生喜怒悲忧恐。"五脏藏精，精化为气，气的运动应答外界环境而产生情志活动。五脏精气的盛衰及其藏泄运动的协调，气血运行的通畅与

否，在情志的产生变化中发挥着基础性作用。若五脏精气阴
阳出现虚实变化及功能紊乱，气血运行失调，则可出现情志
异常变化。《灵枢·本神》说："肝气虚则恐，实则怒……心
气虚则悲，实则笑不休。"另一方面，外在环境的变化过于
强烈，情志过激或持续不解，又可导致脏腑精气阴阳的功能
失常，气血运行的失调。如大喜大惊伤心、大怒郁怒伤肝、
过度思虑伤脾及过度恐惧伤肾等。如阳明经属燥热，在人发
高热之际，躁狂骚动，并有幻觉。这在很大程度上可以解释
神经官能症患者为什么存在不同程度、不同类型的病症（如
抑郁、狂躁）。在治疗上，我们应该重视中医心理疗法的运
用。首先调摄心神，改易心志，移精变气。《素问·六节藏
象论篇》中说："心者，生之本，神之变也。"通过调节心
神，改变心理活动，进而调节精气神的改变。其次是通过语
言的开导使其改变思想，进而提高认识，逐步引导走出负面
情绪。《黄帝内经》提出："告之其败""语之其善""导之其
所便""开之以其所苦"，消除患者的消极情绪。再次是情
志相胜疗法，《素问·阴阳应象大论篇》中有云："怒伤肝，
悲胜怒……喜伤心，恐胜喜……思伤脾，怒胜思……忧伤
肺，喜胜忧……恐伤肾，思胜恐。"最后意疗，《黄帝内经》
曰："精神进，志意治，故病可愈。"

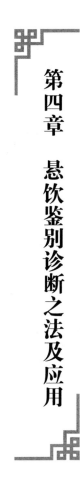

第四章　悬饮鉴别诊断之法及应用

第一节　悬饮鉴别诊断之法

一、湿、水、饮、痰的区别与联系

1. 相同点

湿、水、饮、痰同出一源，俱为津液不归正化、停积而成。在体内郁久化热，最终酿成湿热，而湿热又再因个体体征不同和外界生活环境之差异及年干节气时令的变化无常，又先有了湿热并重、湿大于热、热大于湿之区分，上述三种湿热形式虽表现有明显的差异，但在人体当为不速之客，其性概属邪毒，当属中医学所言的四饮——痰饮、悬饮、溢饮、支饮中的悬饮范畴，且四饮中无论哪一类饮邪又会因长期留而不去并会伏而时发，演进成"留饮""伏饮"，即形成了"伏邪""伏毒"等潜在的致病因素在人体客居。

2. 不同点

从性质上，饮为稀涎，痰多厚浊，水属清液，湿性黏滞。

从病证上，饮多停留于身体局部；痰、湿无处不到，变化多端；水可泛溢体表。

从病理上，饮由阳虚阴寒积聚而成；痰多因热煎熬而成；水属阴类，有阴水、阳水之分；湿为阴邪，可随五气从化，相兼为病。

相互关系：湿、水、饮、痰在一定条件下，可相互转化。

二、痰饮、悬饮、溢饮、支饮的区别

（一）水饮停积部位

（1）痰饮停留于胃肠。中阳不振，水饮停留于胃肠脘腹坚满而痛，胃中有振水声，呕吐，痰涎清稀，口不渴或渴不欲饮，头目眩晕，或肠间水声漉漉，舌苔白滑或黄腻，脉弦滑。

（2）悬饮停留于胸胁。水流胁间，络道被阻，气机升降不利，胸胁胀痛，咳唾、转侧、呼吸时疼痛加重，气短息促，舌苔白，脉沉弦。

（3）溢饮停留于四肢。肺脾之气输布失职，水饮流于四肢，肌肉肢体疼痛而沉重，甚则肢体浮肿，小便不利；或见发热恶寒而无汗，咳喘痰多泡沫。舌苔白，脉弦紧。

（4）支饮停留于胸肺。饮犯胸肺，肺气上逆，咳喘胸满，甚则不能平卧，痰如白沫量多，久咳面目浮肿，舌苔白腻，脉弦紧。

（二）分型论治

1. 邪犯胸肺

主要症状：寒热往来，身热起伏，汗少或发热不恶寒，有汗身热不解，咳嗽少痰，气急，胸胁刺痛，呼吸转侧时疼痛加重，心下痞硬，干呕口苦，咽干，舌苔薄白或黄，脉弦数。

治法：和解宣利。

主方：柴枳半夏汤。

组成：柴胡 15 g，黄芩 10 g，青蒿 15 g，枳壳 10 g，半夏 6 g，桔梗 5 g，全瓜蒌 15 g，赤芍 10 g。

加减：咳逆气急，胁痛，加白芥子、桑白皮；心下痞硬口苦干呕，加黄连；高热汗出不解，咳嗽气粗，去柴胡，合入麻杏石甘汤。

2. 饮停胸胁

主要症状：咳嗽，胸胁胀闷，咳唾引痛，呼吸困难，甚则咳逆喘促不能平卧，或仅能偏卧于停饮一侧，病侧肋间胀满，甚则偏侧胸廓隆起，舌苔薄白腻，脉沉弦或弦滑。

治法：逐水祛饮。

主方：十枣汤，控涎丹，或椒目瓜蒌汤。

举例组成：椒目 9 g，瓜蒌 15 g，桑白皮 10 g，苏子 5 g，茯苓 12 g，生姜皮 3 g，陈皮 10 g，半夏 10 g，白蒺藜 10 g，冬瓜皮 30 g。

加减：痰浊偏盛，胸部满闷，舌苔浊腻，加薤白、杏仁；水饮久停，胸胁支满，体弱食少，加桂枝、白术、茯苓、甘草等；络气不和者加香附、桃仁、陈皮、苏子。

3. 络气不和

主要症状：胸胁疼痛，胸闷不舒，胸痛如灼，或感刺痛，呼吸不畅，或有闷咳，甚或迁延日久不已，天阴时更为明显，舌苔薄质暗，脉弦。

治法：理气和络。

主方：香附旋覆花汤。

组成：香附 10 g，旋覆花 6 g（包），苏子 10 g，降香

3 g，郁金 10 g，柴胡 5 g，枳壳 5 g，半夏 6 g，陈皮 6 g。

加减：痰气郁阻，胸闷苔腻，加瓜蒌、枳壳；久痛如刺，加桃仁、红花、归须、赤芍、乳香、没药；水饮不净，加通草、冬瓜皮、路路通等。

4.阴虚内热

主要症状：咳嗽时作，咯吐少量黏痰，口干咽燥，或午后潮热，颧红、心烦，手足心热，盗汗或伴胸胁闷痛，病久不复，形体消瘦，舌质偏红、少苔，脉小数。

治法：滋阴清热。

主方：沙参麦冬汤，泻白散。

组成：沙参 12 g，玉竹 15 g，麦冬 10 g，桑白皮 10 g，地骨皮 10 g，花粉 15 g，白芍 10 g，橘络 3 g，川贝母 5 g，银柴胡 6 g。

加减：潮热加鳖甲、功劳叶；咳嗽加百部、川贝母；胸胁闷痛加瓜蒌皮、枳壳、郁金；兼气虚、神疲、气短、易汗、面色黄白者加太子参、黄芪、五味子。

按：十枣汤、控涎丹均为攻逐水饮之剂。前方力峻，体实证实，积饮量多者用之。后方力较缓，反应较轻。剂量均宜小量递增，连服 3～5 日，必要时停两三日再服。如呕吐、腹痛、腹泻过剧，应减量或停服，同时服椒目瓜蒌汤以泻肺祛饮、降气化痰。悬饮的转归与患者素体禀赋，病情轻重，治疗迟早有很大关系。凡病情轻浅，早期治疗者，均可获较好的预后。若素体禀赋不足，或病久耗伤正气，祛邪无力，往往病情迁延，日久则可以化火伤阴或耗损肺气，趋向劳损之途。

三、临床中的三法运用

（一）配合"开鬼门"法的运用

鬼门，即汗孔，"开鬼门"即宣肺透表。此法可使肺气得宣，营卫因和，以求"上焦得通，濈然汗出"。其作用部位在肺，故以真武汤为主，配合越婢汤，肺热者配麻杏石甘汤等方。

例一：邓某，女，48 岁，1963 年 6 月 15 日入院。患者入院时咳嗽吐白痰，心下痞满，气短心悸，颜面浮肿，尿少，唇轻度发绀，颈静脉怒张，心界向左稍扩大，心率每分钟 100 次，二尖瓣区可闻及Ⅱ级吹风样收缩期杂音。胸部叩诊高度回响，两肺满布细湿啰音。诊为慢性气管炎，阻塞性肺气肿，慢性肺源性心脏病，心衰Ⅲ度。

中医辨证：心肾阳虚，痰湿阻滞，肺气壅塞。宜温阳宣肺，豁痰利湿，用真武汤加"开鬼门"法治之。即麻杏甘石汤。

处方：附子（先煎）6 g，杭芍 9 g，白术 9 g，茯苓 12 g，甘草 9 g，麻黄 8 g，生石膏 12 g，生姜 9 g，杏仁 9 g，白茅根 30 g，车前子（包）15 g，大枣（擘）5 枚。

上方服 3 剂后，患者尿量显著增加，下肢浮肿明显减退。5 剂后，肿退、咳嗽减轻，故上方加入宽胸理气之品，厚朴 6 g，陈皮 6 g。

6 剂后，心率减慢，考虑还有胸闷、咳嗽、气短等症，上方去白茅根、厚朴、车前子，加入止咳降气之苏子 9 g。

再服药 5 剂后，咳嗽已止，仅微有气喘，心下稍有痞满，又予厚朴麻黄汤清肺泻热、豁痰平喘之剂。服药 1 周后，心率每分钟 89 次，诸症均除，出院返家。

（二）配合"洁净府"法的运用

净府，指膀胱。意在行水利尿，使水行肿消，作用在膀胱。若右心衰竭，腹水，严重小便不利，五苓散加车前子 15 g（包），沉香（后下）、肉桂（后下）各 9 g。此为真武汤加"洁净府"法。此法的变通方是：消水圣愈汤（药味：桂枝汤去芍药加麻黄；附子细辛汤加知母，亦可酌情加用防己等）。

例二：张某，男，54 岁，1961 年 11 月入院。患者咳喘 5 年，近因感冒咳喘气短不能平卧。入院时，患者息促不能平卧，痰多黏稠，肢肿尿少，心下痞满，腹胀不适，唇发绀，两肺中下闻及湿性啰音，心率每分钟 100 次，律齐，心界略向左扩大。诊为慢性气管炎，阻塞性肺气肿，慢性肺源性心脏病，心力衰竭Ⅲ度。

中医辨证：心肾阳虚，痰湿阻滞。用温阳利水、蠲饮化湿之法，方以消水圣愈汤治之。

处方：桂枝 9 g，甘草 9 g，麻黄 4.5 g，黑附片（先煎）9 g，知母 9 g，防己 12 g，生姜 9 g，杏仁 9 g，大枣（擘）6 枚。

患者服后尿量增多，水肿渐消。住院第 13 天，水肿明显消退，腹水体即转阴性，仅小腿微肿，体重由入院时的 71 kg 减至 59 kg。遂改用益气养心、清肺化痰之剂。

处方：党参 15 g，麦冬 12 g，五味子 6 g，杏仁 9 g，

甘草 9 g，生石膏 9 g，麻黄 15 g，小麦 30 g，远志 6 g，茯苓 12 g。

3 剂后，咳喘虽减，但尿量明显减少，浮肿又显。因此，继用消水圣愈汤加入茯苓 30 g，车前子 30 g。

服后尿量明显增多而浮肿消退，咳喘亦减，精神食欲均好，心率每分钟 84 次，临床表现心衰已得以控制。此后病情稳定出院。

（三）配合"去菀陈莝"法的运用

《黄帝内经》提出的"去菀陈莝"法，其意大致是日久为陈，郁积为菀，腐浊为莝。"去菀陈莝"应为散瘕通络、活血化瘀之意。作用部位在脉，心力衰竭的发绀、肝大、静脉压增高等皆可提示有瘀血情形。心衰、瘀血多伴有水肿，正是"血不利则为水"的现象。

尤其《金匮要略·水气病脉证治》中的血分、水分概念，对赵锡武颇有启发。《金匮要略》所述血分一证，可以有两种情况。其一为血气虚少，其二为阴浊壅塞。临床观察到充血性心力衰竭表现的症状，可用阴浊壅塞去理解，如胸闷气憋、喘咳有余之象，以及肝脾肿大、心下痞满。充血性心力衰竭的治疗需在真武汤强心扶阳的基础上佐以"去菀陈莝"，治以桃红四物汤去生地加藕节、苏木等药。

水、气、血三者关系密切，血可病水，水可病血。气得温可化，血得温而行，水得温而利。故在主方中加肉桂、沉香一类温阳化水药。此法只有在强心扶阳佐"洁净府"法时加入温阳化水药，方能证、法、方药三者丝丝相扣，取得疗效。其中值得特别提出的是兼有心肺阴虚征象，即肺虚少气、咳嗽自汗、心血亏耗、虚烦而悸者，当于上法中考虑配用生脉散。

例三：游某，男，24岁，1964年4月29日入院。患者长期心悸气短，久治不愈。入院时，该患者唇发绀，巩膜黄染，咽红，颈静脉怒张，两肺底可闻及干湿性啰音。心界向左右明显扩大，心尖搏动弥散，可触及震颤，心尖区闻及Ⅲ级吹风样收缩期杂音及Ⅳ级隆隆样舒张期杂音，心律不齐，有期前收缩，心率每分钟69次。诊断：风湿性心脏病、二尖瓣狭窄伴关闭不全、心房颤动、心源性肝硬化、心力衰竭Ⅱ度。患者系心肾阳虚，而症见心悸，脉结代；因夹血瘀，可见舌唇紫暗；因胸阳不宣，肺失肃降，故胸闷气短胸痛。心脾阳虚，肾阳不足，而现尿短，下肢浮肿，曾选用炙甘草汤、五苓散、真武汤、连珠饮、消水圣愈汤等配伍应用，病情未见好转。考虑到该患者心下痞硬，舌质暗红，面色黧黑少华，脉结代，小便少，认为本病实为心肾阳衰，兼有瘀血，故选用真武汤合"去菀陈莝"法施治。

处方：附子（先煎）9 g，杭芍30 g，茯苓18 g，白术15 g，生姜9 g，肉桂（后下）6 g，沉香（后下）6 g，当归12 g，红花12 g，白茅根30 g，藕节10枚。

服5剂后，患者尿量增加，心衰明显好转。其后因附子暂时缺药，病情出现波动，经继用原方，病情又日趋好转。出院时一般情况尚佳，活动后未见明显心悸，无咳喘，浮肿消失，能平卧，心衰已得到控制。

上述3例是赵锡武单纯用中药控制心衰的验案。3例均表现为心肾阳虚，故皆取真武汤为主方。

例一肺气壅塞明显，故兼用"开鬼门"法，加用麻杏甘石汤；例二由于肢肿尿少较重，故直接用消水圣愈汤温阳利水，洁其净府；例三瘀血指征明显，故兼用"去菀陈莝"法，加用当归、红花、藕节等。

心力衰竭病情复杂，其正气虚极难以维系生命，而水瘀互结又难以利之散之。赵锡武权衡虚实，大胆选用真武汤维护真阳，"治水三法"消水散结，故能挽救生命于危急之中。

第二节　"去菀陈莝，开鬼门，洁净府"在膜性肾病水肿中的应用

膜性肾病是引起肾病综合征常见的病理类型之一，以肾小球基底膜、上皮细胞下免疫复合物沉积伴基底膜弥漫增厚为特征的一组疾病，常见于中老年人，病程迁延。

水肿是膜性肾病患者的重要体征，治疗时常使用利尿剂。然而单纯使用利尿剂也存在一定问题，如利尿剂使用不当，使利尿效果不佳或利尿过度出现血栓等并发症、利尿剂过敏等。

中医认为水肿的发生主要与肺、脾、肾三脏有关，如《景岳全书·肿胀》云："凡水肿等证，乃肺脾肾三脏相干之病。盖水为至阴，故其本在肾；水化于气，故其标在肺；水惟畏土，故其制在脾。"水肿的治疗有"去菀陈莝，开鬼门，洁净府"三大原则，出自《素问·汤液醪醴论篇》："平治于权衡，去菀陈莝……开鬼门，洁净府，精以时服；五阳已

布，疏涤五脏。"

一、去菀陈莝

去菀陈莝指活血化瘀利水。《素问·针解篇》曰："菀陈则除之者，出恶血也。"其中，"菀"有郁、积之意；"陈"即久、陈积；"莝"原意为除杂草。膜性肾病的基本病机为气虚血瘀，久病必虚，久病则瘀，瘀血可致水肿，水肿可致血瘀，水、瘀贯穿膜性肾病的整个病程。二者相互倚行。单纯利水法则利水不祛瘀，瘀在水亦难尽祛，临床疗效不佳。因此，广义上可将"去菀陈莝"法分为攻下逐水法、活血化瘀行水法两部分。

（一）攻下逐水法

膜性肾病患者水肿形式并不单一，患者全身浮肿，伴或不伴有多浆膜腔积液，或以双下肢及足部水肿为主等。部分患者起病急、浮肿严重，同时伴有多浆膜腔积液，若患者体质尚可，可用八法之下法"实则泻之"，攻下逐水，以解本虚标实之急。若不积极治疗水证，患者全身循环血量减少，导致肾小球滤过降低，加重肾损伤，尤其是胸腹水严重时，可引起胸憋、气短及腹腔间隔综合征，加重病情。攻下法应用得当，效果立竿见影，临床使用要把握适当时机，以邪祛为度，不宜过量，以防正气受损。十枣汤是攻下逐水代表方剂，方中甘遂善行水湿；大戟、芫花次之。甘遂、大戟、芫花均入肺、脾、肾经，故专攻行水，为泄水除湿之品。若状态佳，而水肿尤盛者，可再使用；若泄后出现食欲减退、疲乏无力，需暂停使用，尤其是针对年老体弱、久病迁延成虚实夹杂的患者改换成八法之"和法"，在利水排湿的同时给予健脾、补肺、补肾、益气、养阴等治疗，加入白术、黄芪、党参、山药、枸杞子、虫草等，即为祛邪不伤正，扶正而不碍邪的平和治法（和法），然后待余邪祛（除邪务尽），再根据气血阴阳情况合理补益，选用补法。

　　这里着重说一说"和"法，《医学心悟》中总结治病八法"汗、吐、下、和、温、清、补、消"中有"和"法。现代《方剂学》又将"和"法分为"和解少阳""和解胃肠""和解膜原"三种情况。《广瘟疫论》记"和"法有四：寒热并用，补泻合剂，表里双解，平其亢厉谓之和。且思凡用和解之法者，必其邪气之极杂者。寒者、热者、燥者、湿者、气者、血者，结于一处而不得通，则宜开其结而解之。升者、降者、敛者、散者，积于一偏而不相洽，则宜平其积而和之。故方中往往寒热并用，燥湿并用，升、降、敛、散并用，攻邪扶正并用。非杂乱而无法，正法之至妙。和解之方，多是偶方、复方。即或旧有奇方，亦有方之大者。在此不妨解析一下仲景之"鳖甲煎丸"，其可归于"和"法之祖。因疟母之形成，非一日之疾变。虽病因专一，唯疟邪久居，但疟毒积久病深，兼症诸多，再用小方攻之，尽管攻专力宏，但却"一虎难伏群狼"。故仲景师一反常法，投大方合力围剿。其中，和表里用柴胡、桂枝，调荣卫用人参、白芍，厚朴达膜原之邪，丹皮驱阴分之热，石韦、瞿麦开涤上、下之水闭，葶苈、大黄泄气血之闭，硝、桃软坚破结，干姜和阳退寒，黄芩和阴退热，射干降厥阴相火，凌霄花破厥阴血结，半夏和胃而通阴阳。更用异类灵物，水、陆、飞、升者、走者、伏者咸备。阿胶达表而息风，蜣螂动而性升，蜂房毒而行下，䗪虫破血，鼠妇走气，又恐虫类乱神，而取鳖甲为君，入里守神。合而察之可谓升、降、敛、散、攻、补并用，熔汗、下、消、补等法于一炉，此乃"和"法之先者也。

成无己在《伤寒明理论》中提出，制方分大、小、缓、急、奇、偶、复七法，即所谓量少力专的基础方或言常规处方。久而久之，就形成有了常规的思维模式和习惯性的认知，从而在民间也有了这样一句俗语："药过十三，水平不沾（水平差）；药过十八，大夫该杀。"虽是一句戏言，可以看出多数人推崇方药精简，反对大方重剂。

中医治疗对于病机较简单者，常规处方即可，但对病情错综复杂、寒热虚实胶结难分，尤其是一些"多病杂陈"性病症，常规处方很难取效或起效很慢时，不妨使用"大方复治法"，可事半功倍。但是，提倡"大方复治法"，绝不是反对精炼处方，也绝不是抛弃辨证，拼凑药物，乱用重剂希望幸中，它的应用必须是建立在对药性、药效有深入理解，对病机有整体把握的基础上。就中医的整体观念而言，中医学的证候也具有其自身的结构和层次：一是以空间因素为坐标的圈层结构层次，或也可以理解为螺旋式的结构层次；二是以时间等因素为坐标的连续式层次结构；三是各脏腑之间的证候有近似于平面或扇形等层次结构；四是处于连接层次的各证候之间，不仅具有相邻的关系，还有相继的关系。如果按照规定去做，中医将没有其特色，直接成了头痛医头，脚痛医脚了。

　　肿瘤从潜症到显症是一个漫长的过程，其邪气往往导致寒、热、气、血、痰、毒、虚、劳、外感及里失和等因素胶结缠绵，故需用大方和解之。因其兼症多而邪不专，药不重不足以应其变。

　　曾治一潘姓女患者，41岁，西医诊为恶性淋巴瘤。腹膜增厚，两侧胸腔积液，腹腔积水，甲状腺结节，贫血，纳差力微，势危情急。患者不能来诊，家人前来代为求治。处方如下：柴胡10g，白芍10g，生地黄15g，川芎15g，西洋参15g，焦栀子10g，牛蒡子10g，防风10g，天花粉10g，连翘30g，甘草6g，乳香10g，没药10g，炮山甲10g，全蝎10g，僵蚕10g，蜈蚣3条，夏枯草15g，煨芫花3g，醋大戟3g，醋甘遂3g，泽泻10g，葶苈子(包煎)30g，龙葵30g，葎草30g，首乌15g，麝香0.3g，7剂。水煎服，每日1剂。10天后复诊，腹水得以消减，体力有所恢复，纳食增，势危情急转安。患者及其家属感觉满意并表感谢。

　　按：方中西洋参补气保津。当归、白芍、首乌、生地黄养血和阴。川芎、乳香、没药、麝香行散活血。芫花、大戟、甘遂、泽泻、龙葵、葶苈子制水消肿。其中，芫花体轻，善理上焦肺水，能治心下水气，使自二便排除，有"洁净府，去陈莝"之势；甘遂色黄入脾走中焦，行经络之水；大戟色黑入肾而走下焦，泄脏腑之水；泽泻消痰行水；葶苈子下气闭，祛痰下水。更用爬行灵类之炮山甲、全蝎、僵蚕、蜈蚣走而伏降，入络中之血分，攻破溃坚。焦栀子、天花粉、夏枯草、萆草、牛蒡子、连翘清热解毒，散结化郁；柴胡和表里，升阳气；防风散风邪，化痰湿。药用28味，升、降、敛、散、补、泻并施，破结溃坚，泄水驱邪，安正固元，扶危缓急，效若桴鼓。要知癌证兼症多，而邪不专，药独用、少用，虽力大势宏，但不能应多变之症。多用、众用，一则"递相拘制，各不得骋其性"防其过枉之害。二则功分而缓，有助于克邪扶正，古人缓化之力皆然。制方有制，所谓"有制之师不畏多，无制之师少亦乱矣"。和贵璋教授治疗肿瘤亦是往往投以大方，药多量重，治以兼顾，每病多效，且为了救急全命，不拘一格，辨证加减。善用大毒之药，慎毒而不避毒，方中攻补兼施，寒热并用，升、降、敛、散并用，异者变通，平其亢厉。"和"法运用于治疗肿瘤，救危缓急，值得进一步深入探索。

（二）活血化瘀行水法

张仲景在《金匮要略·水气病脉证并治》中言："血不利则为水"；唐容川《血证论》指出："血结亦病水，水结亦病血""血与水本不相离""瘀血化水，亦发水肿"，说明水肿与瘀血有关。

膜性肾病患者血浆中白蛋白丢失，使其胶体渗透压降低，水液渗入组织间隙，发为水肿，加之肝脏在代偿性合成白蛋白的同时凝血因子、脂蛋白合成也增多，使血容量下降，血液黏稠度升高，加重机体高凝状态，导致微血栓形成，肾血流量下降，形成恶性循环，加重病情。高凝属于中医"血瘀"范畴。此外，膜性肾病免疫复合物沉积，微血栓形成，肾小球系膜细胞及基质增多，以及后期肾小球硬化等属于血瘀证的微观证据。因此，血瘀是膜性肾病（诸多疾病）病情发展的重要因素，活血化瘀在膜性肾病（诸多疾病）治疗中至关重要，充分体现了"血行水亦行，血利则水消"。

临床常见活血药物有桃仁、红花、赤芍、川芎等，也可加用益母草、泽兰等利水消肿；若疑难久病，血瘀顽固不化，药性平和之品难以直达病所，可加入破血散结之品，如地龙、水蛭、莪术，因其药性峻猛，可收奇效。现代药理学研究表明，活血化瘀中药具有扩张血管，改善微循环，增加外周血流量，抑制血小板凝集，减少微血栓形成，抗缺血缺氧等作用。

二、开鬼门，洁净府

（一）张仲景在《金匮要略》中提出"腰以上肿当发汗乃愈"的水肿治法

（1）"鬼门"指体表的汗毛孔。"开鬼门"指发汗法，使邪气随汗液而出。肺主行水，在体合皮，其华在毛。肺为上焦，又称华盖，广义上讲，开鬼门不仅指发汗，也指开宣肺气、通调水道、下输膀胱以排出体内潴留的水液，恢复并调动肺主行水的功能，具有提壶揭盖之效，使水去有路，达到治疗膜性肾病水肿的目的。

膜性肾病水肿时间长，往往邪未祛，正已伤，正虚与邪实并重。临床治疗给予补肾健脾、活血化瘀、利水消肿后，部分患者出现呼吸道、皮肤感染等，归因于病邪伤及肺脾，继则伤肾，肺失通调，脾失健运，水失所主，可见水肿加重，此时可加入辛温发汗药物，如麻黄、桂枝、荆芥、生姜等开宣肺气以治疗水肿。

另外，膜性肾病因长期使用激素和免疫抑制剂，极易合并肺部感染，出现气短气喘，可加用葶苈子以泻肺利水。研究证明，麻黄中麻黄生物碱为最佳有效组分，其利水消肿机制可能与降低肾脏水通道 AQP1 和 AQP2 的表达有关。葶苈子主要通过降低血清 Na^+、心钠素（ANP）、脑钠素（BNP）、肺 AQP3、肾脏 AQP1 与 AQP2 水平以发挥利尿作用。

此外，外治法在临床应用中也受到医家重视，如中药熏洗、足浴等，通过透皮吸收进入血络经脉以通经活血，辛温发汗，减轻水肿。部分血肌酐升高患者也可以通过汗液排出部分毒素，缓解病情。

（2）洁，通利；府，膀胱。"洁净府"即利小便。

通过利小便的方式减轻水肿，是祛除水邪的重要方法。张仲景在《金匮要略》中提出："腰以下肿当利小便"。下肢水肿为主，表明水为阴邪，其性趋下，其本在肾。水肿加重，多为疾病迁延不愈，此时出现脾肾阳气虚衰，因此注重温通阳气以化气利水。结合临床膜性肾病的基本病机为气虚血瘀，治疗以温阳利水为主，如真武汤有温阳利水之效；五苓散可温阳化气、利湿行水；苓桂术甘汤有温阳化饮、健脾利湿之效；防己黄芪汤益气祛风，健脾利水，伴皮水肿严重者可加五皮饮，速去其水而利水消肿、理气健脾。

现代药理学研究表明：①真武汤通过兴奋下丘脑 – 垂体 – 肾上腺、下丘脑 – 垂体 – 甲状腺以温肾阳，降低一氧化氮及内皮素，抑制心肌细胞凋亡以温心阳，通过调节渗透压

及水通道蛋白，增加尿量以利水。②五苓散可增加大鼠血清
Na⁺排出，表明其利尿作用可能通过排钠作用实现。③苓桂
术甘汤可调控水中白蛋白，影响机体水液代谢。

小结："去菀陈莝，开鬼门、洁净府"充分体现水瘀同
治。但诸多疾病表现多为本虚表实、虚实夹杂，在治疗时需
注意辨别虚实，标本同治，同时注意调节脏腑功能及兼症的
治疗。

（二）赵锡武用真武汤配合开鬼门，洁净府，去宛陈莝三法治心衰经验

心力衰竭是心血管疾病导致死亡的主要原因，充血性
心力衰竭是各种心脏病所引起的严重心功能代偿不全的共同
表现。

根据多年的经验，赵锡武逐渐摸索出治疗这种疾病的方
法，即以真武汤为主，适当配用"治水三法"。

这是赵锡武治疗心脑血管疾病的一项创新。

为什么要以真武汤为主方配用"治水三法"治疗心力衰
竭呢？

"治水三法"在中医典籍中早有记载。《素问·汤液醪
醴论篇》有"治水三法"，乃指开鬼门（宣肺发汗，以开上
窍）、洁净府（泄膀胱排尿，以利下窍）、去菀陈莝（疏通
血脉中之陈腐瘀积，使血流畅通），对控制心衰有一定的意
义。且《金匮要略·水气病脉证并治》有先病血，后病水，
名曰"血分"；先病水，后病血，名曰"水分"之说。故水
去其经自下，血去其水自清，可以证明水与血之关系。但以
上述原则为指导，临床中常有"治水三法"齐下，水去肿消

后却消而复肿，其故何在？

赵锡武认为，此因水肿为病，虽然在水，但根本矛盾是由于心功能不全所造成。"开鬼门""洁净府""去菀陈莝"只是治水之标，故水消而复肿，所以必须以强心温肾利水之真武汤为主，辅以上述"治水三法"，心肾同治，方能水消而不复肿，以符合治病必求其本之意。

真武汤在《伤寒论》中提到两处：一条是在太阳病篇中："太阳病发汗，汗出不解，其人仍发热，心下悸，头眩，身𥄧动，振振欲擗地者，真武汤主之。"另一条是在少阴病篇中："少阴病，二三日不已，至四五日，腹痛，小便不利，四肢沉重疼痛，自下利者，此为有水气。其人或咳，或小便利，或下利，或呕者，真武汤主之。"他指出：心藏神而舍脉，脉为血之府而诸血皆属于心，心欲动而神欲静，一动一静，则心脏一张一缩，不疾不迟，有一定之节律，一息四至谓之无过。血液之流行有恒一之方向，逆流则为病，故曰"神转不回，回而不转乃失其机"。其所以能如此者，由于心阳旺盛，心血充盈，否则血运失常，回流障碍，血流瘀积，造成肿胀及腹水。且心力衰竭在临床上表现的脉和症，多见心肾两虚，宜选用强心扶阳、宣痹利水之真武汤为主方，主要取其壮火制水之意。根据临床实践，赵锡武认为，本方主要在于温阳强心之功效。此方虽属强心扶阳、利水导湿之剂，但单用本方治疗心衰，不如佐以"治水三法"更好。

第三节　名医验案

一、王旭高医案

治一人。伏暑湿热为黄，腹微满，小便不利，身无汗，用麻黄连翘赤小豆汤加减。方药：麻黄、连翘、豆豉、茵陈、赤茯苓、川朴、枳壳、杏仁、神曲、赤小豆（煎汤代水熬药）、通草。

二、赵守真医案

农人张友敬，家贫齿繁，操作辛勤，不避风雨，自恃体健，从不惮劳。不期，春候反常，时晴时雨。田中插秧锄草，日受湿热熏蒸，夜间又贪凉取冷，感受风邪。日前突然恶寒发热，头身重痛。自服表散丹方，汗出热解，暂得轻松，仍力于田。夜又发热，头重目昏不能起立。医处以解表渗湿方，寒热稍减，反增口渴心烦，胸中嘈杂，头常汗出，身黄如橘子色，尿短黄。因疑病之加剧，切脉滑数，舌苔黄白而腻，发热不恶寒。详参上证，是为热邪蕴郁，湿气熏蒸而成黄疸。前医之解表渗湿为不谬。其证增者，非药误也，乃病正乱张，一时难解而已。再稽之《金匮翼》："黄疸此为脾胃积热，而复受风湿，瘀结不散，湿热郁蒸；或伤寒无汗，瘀热在里所致。"指明湿热郁久，蕴而成黄，或因汗出不彻，郁积而成。治以清热渗湿为宜，但外邪尚未尽解，亦应兼予疏散。处麻黄连翘赤小豆汤加茵陈、薏苡仁，嘱服3剂。

复诊脉不浮而滑数，外热虽除，内热尚盛，疸黄如故，苔仍黄腻，不思食，尿短黄，腹胀，3日未便。再予清热渗湿，微通腑气，改用茵陈蒿汤、栀子柏皮汤加苍术、天花粉。两日服完3剂，大便通，身黄略退，可食稀粥半碗，能起立行动。乃于前方去大黄，每次服用明矾末1.5 g，径服5日，黄退三分之二，精神饮食均佳。易茵陈五苓散加薏苡仁，仍照常吞服矾末。一周黄退尽，略事清补，遂告痊愈。

三、刘渡舟医案

高某，男，20岁，学生。周身泛起皮疹，色红成片，奇痒难忍，用手搔之，则画缕成痕而高出皮面。举凡疏风清热之药尝之殆遍而不效。微恶风寒，小便短赤不利，舌苔白而略腻，切其脉浮弦。辨为风湿客表，阳气怫郁，而有郁热成疸之机。处方：麻黄9 g，连翘9 g，杏仁9 g，桑白皮9 g，赤小豆30 g，生姜12 g，炙甘草3 g，大枣7枚。仅服2剂，微见汗出而愈。

四、黄崇一医案

沈姓，女，8岁。素无风疹发作，10天前腹痛（蛔虫所致），经治而病除（用药不详）。近来感寒而咳喘，并起疹块，始如点状，色红，继而满布全身，瘙痒甚剧，抓之更甚，呈云状，身感灼热，通宵不能寐。脉细，舌苔白。体温37℃，其他无特殊症状。处方：麻黄连翘赤小豆汤加僵蚕、荆芥炭。服一剂后，病减大半，当夜即能熟睡。服药 2 剂，荨麻疹消失，至今未见复发。

附：[长沙方歌]
黄病姜翘二两麻，一升赤豆梓皮夸，
枣须十二能通窍，四十杏仁二草嘉。

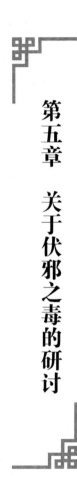

第五章　关于伏邪之毒的研讨

第一节 伏毒之邪——风湿热

风湿热是一种反复发作的急性或慢性结缔组织炎症，主要累及心脏、关节、中枢神经系统、皮肤和皮下组织。临床表现以心肌炎和关节炎为主，可伴有发热、毒血症、皮疹、皮下小结、舞蹈病等。急性发作时通常以关节炎较为明显，急性发作后，治疗不当或治疗不及时可遗留轻重不等的心脏损害，导致风湿性心脏瓣膜病；在过于劳累、精神紧张或感冒合并感染后可导致心衰甚至死亡。风湿热，属于中医的"痹症""风湿热痹证"范畴。

一、病因病机

《内经》云："正气存内，邪不可干"；"邪之所凑，其气必虚"。风湿热的发病与正气不足，感受风寒湿热之邪等因素有关。主要由于先天禀赋不足，肝肾亏虚，营血虚于里，肺卫虚于外，腠理失固，致风、寒、湿、热、燥邪乘虚而入；或恣食辛辣厚味，湿蕴生热，或居处潮湿，或劳伤心脾，运化失职，复感外邪，首先上犯肌表，渐至入里。

若湿浸肌肤，风湿热合邪痹阻经络，气血运行失畅，留滞筋骨关节，常对称累及膝、踝、肩、腕、肘、髋等大关节，表现为游走性关节炎，局部呈现红、肿、热、痛的炎症表现。久病入络，累及心脏，发为心痹。

　　本病初期是感受风热病邪，温毒上受，属中医"温病"范畴；游走性身痛、关节痛属"行痹"；急性风湿性关节炎多属"风湿热痹"；慢性风湿性关节炎多属"风寒湿痹"或"瘀血痹"；心脏炎则属"心痹"。总以肺、脾、肾虚损为本，关节疼痛等为标。

二、证型与治疗

　　风湿热的证型一般分为湿热痹、寒湿热痹、风热痹、痰瘀热痹、血虚热痹等证型。根据发病情况，还分为急性期和慢性期，急性期以风湿热痹为主，以心脏炎症和关节疼痛为主要临床表现，多见发热，咽喉肿痛，口干口渴等风热上攻症状；继而出现肌肉关节游走性疼痛，局部呈现红、肿、热、痛，伴见全身发热或湿热偏盛者，关节红肿疼痛，灼热感明显，发热亦甚，皮肤可见红斑，舌质红，舌苔黄干，脉滑数。

　　根据"热者寒之"的治疗原则，风湿热总的治疗大法仍以清法为主线，以祛风清热消痹为主要治疗原则，再根据其病程中不同阶段的不同病因病机分别论治。或兼以疏风，或兼以解毒，或兼以化湿，或兼以散寒，或兼以凉血，或兼以化痰行瘀，或兼以滋阴，或兼以养血，或多法合而施之。以下笔者介绍一风湿热痹典型案例，与同道讨论。

三、典型病案

　　赵某，男，9岁，2007年3月12日初诊。自诉发热1年余，加重20余天。患者近1年多常出现自汗，口干，乏力，纳减，畏寒；易患感冒，咽痛，每发病必发热，体温38℃以上。多次检查，除白细胞数量增多外，心肝肾检查无异常发现。当地医院按感冒治疗，予退热药、输液治疗，体温有时下降，迁延不愈。但20天来加重，发热39℃以上，输液治疗，未见效，并出现左膝关节、左手腕关节疼痛，走路跛行。

化验白细胞 $2.3 \times 10^9/L$，中性粒细胞百分比80%，抗"O" > 250 单位，血沉 96 mm/h，先后在几家医院就诊，诊断为风湿热，治疗后病情好转，但出院后不久又发热，关节疼痛发作。遂转来中医诊治。刻诊：患儿体温38.6℃，消瘦，面色微黄，无精打采，疲倦乏力，出汗，恶热，喜冷饮，左膝关节、右腕关节肿痛，走路跛行，口渴欲饮，小便黄少，大便略秘，舌质淡红、苔微黄，脉细数滑。

中医诊断：风湿热痹。

辨证：表虚卫弱，风湿热邪，瘀阻脉络，流注关节，不通则痛。治宜：调和营卫，祛风除湿，清热解毒。方拟柴胡桂枝汤加味。

方药组成：柴胡15 g，黄芩6 g，半夏5 g，党参6 g，桂枝6 g，白芍6 g，生姜3片，大枣6枚，金银花30 g，忍冬藤20 g，连翘20 g，虎杖10 g，秦艽12 g，丹参10 g，地龙10 g，赤芍10 g，丹皮10 g，牛膝6 g，板蓝根15 g，生石膏30 g，知母6 g，山药15 g，甘草6 g。日1剂，水煎两次，分3次温服。

3月27日二诊：上方治疗15剂，热退，关节肿痛逐渐消失，血沉降至50 mm/h，口干欲饮转轻，饮食增加，小便转清，尿量增加，大便变软，舌质淡红、苔薄白，脉细数。证为余邪未尽，久病体虚，治宜益气养阴，祛风除湿，清热解毒。以上方加黄芪30 g，当归10 g，玄参8 g，益气养阴，去板蓝根、生石膏、知母。

4月3日三诊：上方服6剂，血沉降至31 mm/h，余症均除，饮食增加，精神明显好转，上方继服10剂。

4月15日四诊：诸症悉解，血沉降至4 mm/h，舌质淡红、苔薄白，脉细缓。病情缓解。考虑病史较长，体质较弱，仍需扶正固本，健脾补肾，益气养阴，温经通络。处方：黄芪30 g，党参15 g，金银花30 g，当归15 g，玄参10 g，桂枝10 g，白芍10 g，虎杖10 g，秦艽10 g，女贞子15 g，枸杞15 g，紫河车6 g，白术10 g，茯苓15 g，陈皮6 g，甘草6 g。上方取3剂，配制胶囊，每粒0.5 g，每次2粒，日服3次，以资巩固。

笔者随访6年，一直未复发。

按：风湿热属于中医痹症范畴。本案患者年龄不大，久病体虚，易患感冒，风湿热痹俱在。治疗宜调和营卫，清热利湿，祛风通络。初期以治标为主，柴胡桂枝汤合白虎汤加减，连服15剂，热退，关节疼痛消失；继续加减治疗，血沉逐渐下降，直至恢复正常。后以扶正固本，益气养阴，健脾补肾，温经通络，配制胶囊，以资巩固，随访多年，一直未反复。

方中柴胡桂枝汤，是由小柴胡汤与桂枝杨各取其半，组合成方，既具备小柴胡汤和解表里、疏泄肝胆之效，又具备桂枝汤调和营卫、健运脾胃之功，治内伤、外感之发热，功效见长；并合白虎汤，清热生津，清气分热盛证。患者壮热不恶寒，出汗多恶热，喜冷饮，加金银花、连翘、板蓝根清热解毒；加丹皮、赤芍、丹参、当归、秦艽养血凉血活血、祛风除湿；防己利水化湿，祛风止疼；忍冬藤清热解毒，祛风通络；生姜、大枣、甘草调和营卫，调和诸药。

诸药配伍切合病机，共奏清热解毒、祛风利湿、养血活血、通络止痛之功。

第二节　伏邪之毒——湿热

笔者认为"水中毒"是新时代国民所患万病之根源。过量地饮水和人类生活条件的巨变及旧的观点理念长时期的误导（即让人多饮水）造成的"水中毒"而形成人体"湿热"是新时代国民所患诸多病证之总纲，是造成人体微循环障碍和机能性疾病尤其是杂病乃至重大疾病之重要因素。"湿热"病机在当今时代人们所患各种病变中具有普遍意义。如何将湿热清利，以求气、血、津液、精、神畅达，自然成为临床治疗的一个主要目标和基本原则。"去菀陈莝，开鬼门，洁净府"三大原则在当今理论研究和临床应用中仍不失其重要的参考意义。最终修复和维护机体正常代谢机能才是从根本上让失衡的免疫力得以重建而恢复恒衡，使人体提高自身防卫能力的最基本、最主要的举措。而中医药学所关乎的机体正常代谢机能无非就是通过正确的治则治法让人体始终或持久保持着升降出入有序的态势。

例如：2021 年与往年的新冠肺炎病毒相比，此轮的"德尔塔毒株"仍属中医"疫病"范畴，其病机应该是中医学的"冰伏"或"火包寒"。回想一下 2021 年的前大半年的气候变化情况，立夏前后，春末夏初，全国各地普降雨水过久过多，水为至阴，人体与万物皆被以"寒湿"所居所依，然暑期一至，天气突热，气温骤增，热浪扑身，人体之寒湿尚未迫散，却被暑热所裹，尤其是素体阳虚之人，至阳气重伤，阳气式微，体内寒湿之邪又被暑热（火）所迫，深伏于内，导致"火包寒"而成了冰冻之势，故而气机为之闭塞，阴阳之气不相顺接，阳气不能达于四末。症见小便不爽，大便黏着难解，精神萎靡，面色苍白晦暗，胸脘痞闷，憋气似喘，气难接续，四肢厥冷，少腹绞痛，颈面如肿，舌淡润水滑，多液欲滴，脉象沉迟伏或沉涩，重按脉难应指。此冰伏之势已成，邪气深伏难出，急用辛热燥烈之品"温散冰冻，开郁通闭"，宜用四逆理中方，汤药如桂枝、肉桂、干姜、川椒、草豆蔻、生姜、吴茱萸、淡附片等。成药仁丹、藿香正气丸、防风通圣丸等临床辨证使用。药后若面色转为红润，四肢厥冷转温，舌苔水滑已化，脉象沉伏渐起，胸闷憋气减轻，周身微似汗出，即冰伏得解，阳气宣通之象，可及时停药，以免温燥过用而转增其热。待冰破邪去，应及时改用芳香宣化，以清理余邪，让诸证向安，方可选用三仁汤、上中下通痹汤、越婢加术汤等加减化裁。无论是蕴结在人体的"寒包火"还是"火包寒"以及"湿热"，通属"伏邪""伏毒"，人体的"伏邪"之毒与外界的杂气、疠气相搏，就会应时应势而发，所以做好自我防护至关重要。

医道虽难，能难其所难，亦不见为难，医者只要能抓住疾病所具时代属性之特点，能突破刻舟求剑的僵化教条之虞，能让思想理念适应客观形势的变化，则即无畏难也。为此，笔者在《话中医研革史》一文便做了阐述，其原文如下：

上古千年，小冰河纪，产能低劣；

天寒地冻，衣不遮体，食不裹腹；

战乱频繁，灾荒连绵，民不聊生；

民患病灾，疾主"寒疫"。

延三世纪，东汉时期，仲圣《伤寒》，

桂枝麻黄，发汗解表，效及百年，

救民拯世，流芳千秋，今人乃拜。

然：星转斗移，气候环境，人居世态，

与古迥异，温热流行，民疾有变，

仲圣之法，温病寒用，有效不效，

医界生疑，求贤达出。宋金时代，

十一世纪，河涧顺势，挺身站端，

传承发掘，倡导辛凉，清热养阴，

自创双解，通圣之学，乾坤大挪，

温病鼻祖，名不过誉。续至明清，

1642，吴又可继，著《温疫论》，

温病学说，兴盛至衰，五百年史。

……

21世纪，2007，杨氏俊耀，承前启后，

突破固有，论北亦湿，非南独具，
长篇宏幅，《湿热证治》，三掀变革。
非吾自大，非余自衒，理在其中。
球体转暖，臭氧层降，物丰食盛，
肥甘厚重，叠进肠间，产湿酿热；
信息传递，电子光缆，购物销售，
银货交易，网上点激，长坐楼舍，
久卧洋墅，体劳懈怠，汗水难挥；
出行车替，高铁成网，航班万里，
空调冷饮，冲凉浴身，不再奢求，
汗出逼退。养生八卦，庸医伪师，
粉墨登场，沽名钓誉，敛财害命，
可恶之一，误导多饮，喝水八杯。
环境因素，人为推进，水多成灾，
破坏身体，致病招灾。……
水乃双刃，生命之源，万病首恶。
湿聚为水，水聚为饮，饮聚为痰，
稀者为饮，稠者为痰。水湿痰饮，
妄为姿生，代谢失常，众病而发。
千年中医，智慧卓绝，应对自如。
水湿初微：温阳化气、芳香化气，
谓之化湿；水湿中满：燥湿除饮、
渗补脾土，谓之利水；水多积潭，
挖槽开渠，逐水污下，中病即止，
谓之逐水。水堵成浊，水行浊消，

浊降清升，诸疾向愈，愈出自然！

水本性阴，所属寒凉，但可从化，

久郁酿热，名曰湿热。体质差异，

不同趋向，临床常见，湿热并重、

热大于湿、湿大于热，见证各型。

湿热内蕴，迫血妄行；湿热交挚，

身热不扬；湿热中阻，脘腹胀满，

恶心呕吐，二便失调，甚或"关格"；

久稽下焦，蕴郁胞络，带下黄黏，

臭秽灼痒，少腹热痛，心中灼热，

口苦咽干，小便短赤，大便秘结，

盆腔积液；湿热凝结，蕴蒸于上：

浸淫颜面，面色黧黑、起疹斑片、

色素沉着、色素褪变、臂背酸胀，

苦楚不堪；千般万态，为祸周身。

针对湿热，如何应对，见余所著，

《温热证治》，不再赘述。

今人习医，不晓有汉，无论魏晋。死抱旧法，

胶瑟古典，潜心传承，却在作朽；

生搬硬套，不去糟粕，不顺时势，

空讲发展。悲哉！！

逆流挽舟，为时不晚；古训新知，融一炉冶，方是通途。

换言之，没有传承，创新就失去根基；没有创新，传承就失去价值。唯有在传承中创新，在创新中传承，才能擦亮

中医药这块金字招牌，让古老的中医药历久弥新。

第三节　小议毒象与伏邪之毒

《说文》："毒，厚也。"《辞源》"毒"有三义：一是，恶也，害也；二是痛也，苦也；三是物之能害人者皆曰毒。故可理解为凡对机体有严重损害，使人感到痛苦的致病因素都是毒邪，分为外毒和内毒。

一、外　毒

（1）六淫之邪聚集偏亢即成毒，诚如尤在泾《金匮要略心典》云："毒者，邪气蕴结不解之谓。"《素问》不仅有寒毒、热毒、湿毒、燥毒之认识，而且认识到瘟疫与毒气相关。《素问·刺痛论》说："五疫之至，皆相染易，无问大小，病状相似，不施救疗，如何可得不相移易者？……避其毒气。"后世对于属现代传染病的外感温热瘟疫病的病因基本上也是从毒立论，王叔和《脉经》认为："寒毒藏于肌肤，至春变为温病，至夏变为暑病"。《外台秘要》引《小品方》云："天行瘟疫，是毒病之气。"

（2）凡物之性偏亢则成毒，如药毒、有毒食物，葛洪《肘后救卒方》提出了许多动植物之毒，如"药毒""饮食诸毒""狂犬咬毒""青蛙蝮虺众蛇毒""溪毒""沙虱毒""射工水弩毒""熊虎爪牙所伤毒"等。

二、内 毒

内毒是气血败坏和痰湿蕴结所化生的毒。

毒邪致病常急性发病、结化迅速、病情严重，既可直中，又可随经脉流窜损伤脏腑、筋骨、肌腠，常与气血搏结，导致气机闭阻、气血败坏，临床常表现为疮疡、肿痛、发热、出血、斑疹、谵妄神昏。由于毒邪致病迅速、害人严重，故古代对许多急性危重疾病常冠以"毒"之名，如中毒、丹毒、疮疡肿毒、蛊毒。然而，在急危重病证的病理演变过程中，风、毒、闭、脱常相互影响、互为因果，交织在一起。外风帅诸邪毒内侵，既可损伤气机，导致气机郁闭；又可耗损脏腑阴阳气血，使阴阳气血离决、衰竭；还可与气血津液搏结，使气血津液败坏，酿生内毒。脏腑失调，既可阴阳气血失调，导致风从内生和阴阳离决，又可因生化不足而阴阳气血衰竭，还可因脏腑气机不利而津液不布、气血瘀滞而痰浊瘀血内生，痰浊瘀血蕴久则化热生风酿毒。如此，形成恶性循环，则病情进一步加重，危及生命。所以在整个施治过程中，要对风、毒、闭、脱四象齐抓共管，从立体方位着手。

三、西医学被氧化的"自由基"

其性应同于中医学的"伏邪之毒"。

伏邪之毒属于伏邪范畴，伏邪学说，应溯源于《内经》，至明代以前皆依据《伤寒论》之言，称为"伏气"。明代末年，吴有性在《温疫论》中创造性地改为"伏邪"。

所谓"伏邪"，顾名思义，"伏"是隐匿、潜伏；"邪"是指随着气候变异所产生的，并且有一定毒性的致病因素。

毒分两种：一是外来之毒，包括六淫之邪毒、戾气、杂气和环境毒等；二是内生之毒，指机体正常的新陈代谢过程中产生的废物，由于机体代谢障碍，本来正常的生理性物质，亦可转化为对机体有害的物质而成为毒。人体内的物质代谢十分复杂，它是一个完整的统一的过程，是有规律进行的。某种因素打破了这种规律，就会导致毒邪不能外排而伏留体内形成"伏邪之毒"。

（一）伏邪之毒的形成及特点

毒邪既好入血分，又善伏于津液聚集之处，外来原发毒邪或内在继发性邪毒，其性恶而好窜，尤其是原发性毒邪最易伏经潜络，藏于骨髓。

伏邪之毒是藏伏于体内而不立即发病的病邪。病邪潜入人体，平时由于邪气量少毒轻，对人体只造成浅性损害，而因正虚无力驱邪外出，邪毒伏于体内，待时而发（许多疾病的产生与暴发，须有条件与原因二因素，缺一不可）。庞安时在《伤寒总病论》中指出："其冬月温暖之时，人感乖候之气，未即发病，至春或被积寒所折，毒气不得泄，至天气暄热，温毒乃发。"

伏邪之毒的产生与外界气候太过或不及的异常变化关系十分密切，机体不能很好地适应，以致气血随着气候寒暑往来的变化由内向外、由外转内的运行规律发生失调，寒热的分布失常。当气血过多地聚集于内部则里热表寒现象加重，当气血过多聚集于外部则表热里寒的情况增强，这种气血运行的失调，寒热分布的偏在状态（与我在另文中所命名过的"第三病因学说"的论述异名同曲），就给季节性疾病、疑难怪病的发生创造了有利条件，这就是伏邪之毒。也包括内伤杂病邪毒，致使残余毒邪潜伏于体内，遇因而发。或者某些患者因遗有父母先天之邪毒，伏藏体内，逾时（发病原因）而诱发。或者由于先天禀赋各异，后天五脏功能失调（因而患有各种各类基础病），自气生毒，渐而伏聚，遇因而发。

伏邪之毒发病不论是因所匿之邪郁久，毒邪积聚到一定程度而暴发，或是因外邪引动内伏之毒邪而发，在此发病过程中身体虚弱、正气不足，机体气血运转失常更甚，寒热分布失调加重，给温热病或其他疾病的发生创造了条件。

在这种伏邪之毒正虚的素质条件下，由于温热外邪的引动，两虚相得、两邪相搏就易引发疫病或他病。

伏邪之毒亦有毒邪致病的特征，一旦发病往往表现为来势凶猛，变化迅速，临床表现复杂，由里而外，甚至由里向更深层次发展，病情重，病程长，且缠绵多变。据此，认为西医讲的所谓的"病毒"不停地在变异，不全是外来毒邪在变异，不排除是随人体机能的动态变化而使"病毒"在变异。内因决定外因，伏邪之毒应属于疾病的内因范畴，假如没有伏邪之毒的因素存在，单纯受一般的外邪，体质健壮者则不易发病，即使发病，也是轻微易愈的，正如《灵枢·百病始生》"正气存内，邪不可干"的道理。由此可见，伏邪之毒学说，明确地反映了中医学以内因为主导，以外因为条件的病因论，它在疾病的发生与发展方面占有极其重要的位置。

（二）毒伏部位与外发途径

毒邪伏于体内的部位与方式有多种，毒伏的部位在人体内是不固定的，而是动态变化的，隐匿性更是伏邪之毒的重要特点，其在"伏"的状态下不论医生还是患者都是难以察觉的。

此外，在毒邪潜伏的过程中，人体正气盈亏对伏邪之毒的影响至关重要。当人体正气不足时，伏邪之毒与人体相互作用，经过一定时期，最后由量变到质变。伏邪之毒在未发过程中，患者多无主诉，临床无证可辨，此时属于"潜匿状态""病前状态"。前人无法对侵入人体的伏邪之毒做具体的辨别，只能根据发病后的表现分析伏邪之毒的性质及发病时间，探求和分辨毒伏部位与外发途径。如王叔和的"寒毒藏于肌肤"，巢元方的"寒气藏于骨髓之中"及"藏于肌骨之中"的论述。

（1）毒伏皮肤腠理：《灵枢·五变》曰："百疾之始期也，必生于风雨寒暑，循毫毛而入腠理，或复还，或留止。"

风、寒、暑、湿、燥邪气侵入人体腠理后，伏而不发。当人体正气不足，或感受某种亲和力较强的邪毒后就会发病，如荨麻疹、顽固性湿疹、时行感冒及风温等。

（2）毒邪寄伏于皮肤及毛细血管组织，以致营卫失和，管道不畅，气血瘀滞，即可引起毛囊皮脂腺的炎症，而发生痤疮、牛皮癣等皮肤病。

（3）毒伏膜原：明代吴有性在《温疫论》中阐述瘟疫（毒）之邪，自口鼻而入，伏于膜原。邪毒结聚之际，邪毒不能外发，亦不可内侵，即阻滞膜原而发病。如湿温、暑温等。

（4）毒伏分肉：毒邪伏于分肉之间，经络血脉运行不畅，久则聚津成痰，气滞血瘀，痰瘀互结，"不通则病"。如风湿痛、肩凝症、癥瘕等。

（5）毒伏筋骨：《灵枢·岁露论》云："虚邪入客于骨而不发于外，至其立春……万民又皆中于虚风，此两邪相搏，经气结代者矣。"内伏毒邪，与风、寒、湿邪相互作用，造成气血运行不畅，痰瘀互结，凝结于椎体、跟骨、关节等部位而发病。如类风湿性关节炎、系统性红斑狼疮、痛风、风湿性关节炎、骨关节疾病等。

（6）毒伏管道：吸收、排泄、流通是人体内各种管道具有的共同特性（如血管、气管、淋巴管、泌尿管和经络等）。

吸收与排泄过程是在流通中实现的，各种管道的流通、吸收、排泄过程受阻，易造成外来之邪毒存留于管道某部位或脏腑组织之间，或代谢产物留滞而生内毒，即伏邪之毒。如以消化管道而言，消化管道是人体重要的吸收、排泄管道，其所流通水谷之物受阻，即可产生毒物，存留于管道内，久而久之就会造成消化管道不通，最常见的病症是便秘，大便不通，毒物不能及时排出体外，而被机体再次吸收，造成人体隐性中毒从而引发多种疾病。如毒邪进入血液，损害血管，管壁受戕，气血运行障碍，日久可导致动脉硬化、高血压、高血糖、高血脂、脑血管疾病、冠心病和心绞痛等。

（7）毒伏脏腑：外来之毒与内生之毒存留于体内，毒伏过久，久则生害，可影响气机，阻碍气血的正常运行，耗气伤津，破坏脏腑的正常功能以及脏腑之间相互滋生、制约协调统一的关系。根据毒的性质不同，毒物的强弱、数量之多少，侵害的部位以及机体体质状况的不同，可出现一系列全身或局部的病理变化及临床表现。

人体的衰老机理不外乎阴阳失衡，气血失和，气机升降出入失常，脏腑功能失调。人体之阴阳以平衡协调为健，人体随着年龄的增长，机体抵抗力逐渐减弱，加之长期受到外来与内生之毒的侵害，使阴阳失衡而发生疾病，并加速人体衰老。

人之有形（营养物质）不外血，人之有用（功能）不外气。气行则血行，气化则血生。当毒伏体内，干扰了气机的正常升降出入，使气血运行障碍，正常流通受阻，脏腑得不到正常濡养，导致脏腑功能失调，从而更加重了毒物在体内的存留，二者互为因果，加重机体的破坏，导致衰老的发生。

附：毒伏膜原

一、概　念

1. 广义膜原

广义膜原泛指伏邪在体内潜伏的部位。清代医家周学海提出"伏邪皆在膜原"说。他认为，人感受四时不正之气，变为伏邪潜伏于体内，附着于"膜原"部位。此膜原为广义之膜原，即伏邪在体内潜伏之所。

2. 狭义膜原

狭义膜原为内外交界之地，乃一身之半表半里，居于卫表肌腠之间，五脏六腑之外的膜及膜所围成的空样结构。膜原与肠胃相联系，上连于宗筋。它既是外邪侵入体内的必由途径，又是体内邪气排出体外的必经通路。若正气衰弱，外邪每由膜原入内，进而侵及内部脏腑；若正气恢复，正气鼓邪外出，内邪每经膜原透达于外。膜原又为三焦之关键和门户，为手少阳所主，其与三焦气机的输布运行密切相关。膜原具有屏障气血，保护内部脏器，抵御外邪深入的功能。膜原是邪气易于潜伏结聚的部位，邪气如停驻于膜原，会导致邪气不能与卫气相行，而从卫表排出。膜原分布范围甚广，为邪气结聚较为深的层次，而且由于膜与膜之间的腔隙相通，邪气淫溢散漫，浸淫范围容易扩大，从而使病情加重。

二、源 流

1. "膜原"概念的起源

"膜原"一词最早出现在《黄帝内经》中。在《素问·疟论篇》中讲，疟"其间日发者，由邪气内薄于五脏，横连募原也。其道远，其气深，其行迟，不能与卫气俱行，不得皆出。故其间日乃作也。"《素问·举痛论篇》中讲，"寒气客于肠胃之间，膜原之下，血不得散，小络急引故痛。按之则血气散，故按之痛止。"王冰注"膜原"曰："谓膈募之原系。"《素问识》云："膜本取义帷幕之幕，膜间薄皮，遮隔浊气者，尤幕之在上，故谓之幕，因从肉作膜。"其按：募原亦称膜原。可见"募"与"膜"互为通假字，"募原"又可以称作"膜原"。《灵枢·百病始生》中讲，"是故虚邪之中人也，始于皮肤，皮肤缓则腠理开，开则邪从毛发入，入则抵深，深则毛发立，毛发立则淅然，故皮肤痛。……留耳不去，传舍于肠胃之外，募原之间，留著于脉，稽留而不去，息而成积。或著孙脉，或著络脉，或著输脉，或著于伏冲之脉，或著于膂（音旅，指脊梁骨）筋，或著于肠胃之募原，上连于缓筋（丹波元简曰：缓筋即宗筋也），邪气淫泆（音伊），不可胜论。"《黄帝内经灵枢校注语译》注：此处"募原"，指肠外之脂膜。

2. 后世对"膜原"概念的发挥

后世医家对"膜原"这一特殊部位也很重视，对其研究较多，论述也多有发挥，并提出各自特色的观点。

（1）横膈之膜与其空隙之处皆为膜原。

清代医家何秀山在为俞根初《通俗伤寒论》所作的按语中讲："《内经》言邪气内薄五脏，横连膜原。膜者横膈之膜，原者空隙之处，外通肌腠，内近胃腑，即三焦之关键，为内外交界之地，实一身之半表半里也。""凡外邪每由膜原入内，内邪每由膜原达外。"何氏认为，膜原既包括横膈之膜，又包括膜中之空隙。他把"膜"与"原"分别加以诠释，膜为横膈之膜，原为肌腠与胃腑之间的空隙之处，处于半表半里、内外交界之地，与三焦气机的运行输布密切相关。膜原既是外邪侵入人体内的必由途径，又是体内邪气排出体外的必经通路。

（2）人体内夹缝之处的间隙为膜原。

清代医家周学海在《读医随笔·卷四·伏邪皆在膜原》中讲："膜原者，夹缝之处也。人之一身，皮里肉外，皮与肉之交际有隙焉，即原也；膜托腹里，膜与腹之交际有隙焉，即原也；肠胃之体皆夹层，夹层之中，即原也；脏腑之系，形如脂膜，夹层中空，即原也；膈肓之体，横隔中焦，夹层中空，莫非原也！原者，平野广大之谓也。故能邪伏其中，不碍大气之往来，古书所谓皮中淫淫如虫行，及行痹、周痹，左右上下相移者，皆在皮肉夹缝之中也。"周氏在《黄帝内经》有关"膜原"的论述基础上，汇通了一些西医学思想，把"膜原"的概念有所拓展，把它定义为人体内的夹缝之处的间隙，膜原范围极广，包括皮与肌肉之间隙、腹膜与腹壁的间隙、肠壁与胃壁的中空夹层、脏腑的系膜与系膜之间的夹层、心包膜与横膈之间的夹层，这些地方都是邪气易于结聚潜伏的部位，而且由于腔隙相通，邪气浸淫的范围容易扩大，从而使病情加重。

（3）膜原为阳明之半表半里。

清代医家薛生白根据湿热阻遏膜原的病理特征，提出"膜原为阳明之半表半里"之说。他在《湿热病篇》自注中讲："膜原者，外通肌肉，内近胃腑，即三焦之门户，实一身之半表半里也。"湿热伏于膜原证，既非阳明里证，又与伤寒之邪传里化热而在足少阳之半表半里证有所区别，根据湿遏热伏的病理特征和湿热秽浊之邪阻遏膜原的症状表现，多近于中焦阳明部位；而从寒热如疟的症状与伤寒少阳证之寒热往来症状相似，但不似疟之寒热发有定期，故薛氏认为"膜原为阳明之半表半里"更为贴切。

三、膜原考识

（一）经文

《素问·举痛论篇》："寒气客于肠胃之间，膜原之下。……寒气客于小肠、膜原之间，络血之中。"

（二）历代注家解释

（1）杨上善《太素·邪客》杨注："肠胃皆有募有原，募原之下皆有孙络。"

（2）王冰注："膜，谓膈间之膜。原，谓膈肓之原。"

（3）张介宾《类经·诸卒痛》注："膜，筋膜也。原，肓之原也。肠胃之间，膜原之下，皆有空虚之处。"

（4）吴昆《黄帝内经素问吴注》："膜原，膈膜之原系也。"

（5）张志聪《黄帝内经素问集注》："膜原者，连于肠胃之脂膜，亦气分之腠理。"《金匮要略》云：'腠者，是三焦通会元真之处；理者，皮肤脏腑之文理也。'盖在外则为皮肤肌肉之腠理，在内则为横连脏腑之膜原，皆三焦通会元真之处。……膜原之间亦有血络。"

四、清代名医吴又可的透达膜原理论与现代临床上的杂气致病，尤其是对流行性疫病、时疫救治仍有一定的理论指导且切合实用

吴又可，清初明末的传染病学家，也是温病学派开宗立派的人物，依据治验所得，撰成《温疫论》一书，提出了"邪伏膜原"的学说，从膜原部位、病因病机、证候、传变特点，从宏观和微观，对膜原进行了论述，为后世温病学的理学奠定了基础。并直接影响后世三焦辨证理论，对温病

学派的形成，功不可没。其杂气及疫气学说，是继承巢元方《诸病源候论》疫气致病之说，这种见解和近代生物学的种族免疫性相吻合，而且在世界传染病学史上，也是非常领先的，开创我国传染病学研究先河，赢得后人尊重。

（1）杂气致病的理论创新，在中医学术发展史上具有重要的地位。尤其是西医传入中国之后，证明瘟疫的病因是存在病原微生物，使吴又可的理论更显正确。过去古人都认为外感病都是风、寒、暑、湿、燥、火，到了吴又可的时候，他认为外感病非寒，非热，非湿，非暑，天地间别有一种邪气，可以理解为对外感致病学说的一种颠覆。

（2）一般认为伤寒感人，不传染，且遵照六经辨证，从毛窍而入；时疫能传染人，疫邪从口鼻而入，也就是说传变的途径是不一样的。伤寒感而即发，时疫感久而后发。伤寒汗解在前，时疫汗解在后，也就是说，伤寒是得汗而解，时疫是汗出不一定病解。伤寒初起以发表为先，时疫初起以疏利为主。从宋金元到明清，是具有理论创新精神的吴又可把瘟疫的治法逐渐从伤寒中独立出来的。吴又可也是温病伏邪病因理论的重要倡导者，基于取象比类的思路首先提出了邪伏膜原的致病学说。他把伤寒邪气看作行邪，"行人经由某地，本无根蒂，因其漂浮之势，病形虽重，若果在经，一汗而解，若果传胃，一下而愈，药到便能获效"。而温疫邪气是伏邪，"伏于膜原，如鸟栖巢，如兽藏穴，营卫所不关，药石所不及。至其发也，邪毒渐张，内侵于腑，外淫于经，营卫受伤，诸证渐显，然后可得而治之"。

（3）当时没有显微镜，没有办法看到病原微生物，但吴又可通过对患者的临床表现、发病过程及预后转归细致地观察，发现这批病人与"伤寒"不同，可能存在杂气、疫疠之气，或是一种特殊的致病因素。中医看人看物看事情，并不一定有具体、微观的"实质"。通过观察也可发现其规律。

（4）吴又可的贡献在于他起到了承上启下的作用，源于《内经》《伤寒》以及金元四大家，对后世包括叶天士、吴鞠通等有很大的影响。《温疫论》应用清热透达的白虎法等就是用了《伤寒》的方子。

（5）针对邪伏膜原，吴又可创立了达原饮。达原饮由槟榔、厚朴、草果、知母、白芍、黄芩、甘草等药味组成。全方合用，可透达膜原，疏利气机，使秽浊之邪得以化解，热邪得清，阴津得复，邪气溃散，其实也是扶正祛邪的一个思路。该方注重疏导，一是从膜原向上透达，一是给邪气从下，注重下法，邪通则胃气通，一窍通者诸窍皆通。成年人的哮喘，中医称为"哮病"。一般认为主要是痰饮为其宿根，仲景《金匮要略》曰："膈上病痰，满喘咳吐，发则寒热，背痛腰疼，目泣自出，其人振振身瞤剧，必有伏饮。"而膈间之饮，实居于半表半里，所以难以祛除。若是湿热邪气，胶结不解，又在半表半里，半上半下，当然更难以解决。吴又可达原饮恰好可以解决这方面的问题。

（三）伏邪之毒的治法

1. 排毒解毒扶正是主要治法

排毒解毒扶正是治疗伏邪之毒的主要方法。排毒着眼于一个"通"字，首先针对的是排毒途径，打通机体的各种排毒管道，使排毒管道畅通，毒物有出路；二是排除毒邪务必要尽，严防死灰复燃。解毒就是用化解、中和、转化毒物的药物，直接消除伏邪之毒的毒性，减少毒物对机体的损害；通过打通排毒管道，调理机体的阴阳、气血、脏腑功能，以达阴平阳秘，气血调和，增强机体自身的排毒能力。

扶正就是扶助正气，提高抗御病邪与祛除病邪能力的一种治法。扶正亦可用于防止一脏有病波及他脏，或培养某一脏正气，促使恢复他脏正常生理功能，以达治未病之目的。扶正的同时要做到补得恰当，调得合适，要清补、疏补，即补而不燥，补而不壅滞。切忌补而不调、纯补、壅补，即先清后补，择宜而施，清浊毒；气足血盈培脾土。

2.“以毒攻毒”是中医学解毒清毒另一条途径

“以毒攻毒”是在“有故无殒”指导思想下衍生出的具体治疗手段和方法，指以有毒之物、药性峻猛的药物或是某些特殊的治病手段（“毒熨”等）来攻下、泻下机体的暴戾之邪、秽浊之邪及重笃之邪等。

“以毒攻毒”治法看似抱薪救火，与治疗目的南辕北辙，实则与其他方法殊途同归，其实质虽异于常规，但却是建立在对事物本质清楚认识的基础上的一种“似非而是”的治疗策略。从“以毒攻毒”的概念可知，它是针对人体疾病偏性和毒性药物偏性这一相似属性，达到以偏纠偏、补偏救弊的目的，其理论基础为“有故无殒”，是从祛邪的角度来恢复人体气血阴阳的新动态平衡，实现以平为期。“有故无殒”思想是“以毒攻毒”治则的理论实质所在。

“以毒攻毒”是在“有故无殒”理论基础上衍生的更为

具体化的手段和方法，其核心思想是药证相符、对症用药，强调"有是证，用是药"。同时，也要学会审时度势掌握适度原则，遵循"衰其大半而止"的法度，药到即止，切勿过量、长时间用药，此亦为"以毒攻毒"的临床应用提供借鉴。

有故无殒，亦无殒。有以下两种意思。

（1）原文意指妊娠妇女在处于"大积大聚"的危重状态下，可以适度合理地使用峻下、滑利、破血、耗气等大热大寒或有毒之品以达到治疗效果，而不拘泥于禁汗、禁吐、禁下、禁利等妊娠期用药禁忌，这样既不会对人体造成损害，也不会使胎儿滑落。但须注意中病即止，切勿过度使用。

（2）"有故无殒，亦无殒"也就是"有病则病受之"。当人体有病时，疾病承担药物的药性和毒性，不会损伤人体。就是有病则病受之。"有故无殒"，《中医名词术语精华辞典》对其的解释是治疗学术语，系一种用药法则。故，缘故；殒，死亡。指临床用药时，虽药性峻猛，只要有相应病证，药证相符，就可以应用，不会出现危险。"阴平阳秘，精神乃治""气血冲和，万病不生"，此种平衡状态是中医对健康的定义，人体有"故"，其本质是这种平衡失调。中医治疗就是运用各种手段，以求获得机体新的动态平衡。在"有故"的情况下，做到"无殒"，最终实现"以平为期"。

依据"有故"殒"亦无殒"的这一学术理念，可以推断中医用药本质上就是低浓度化学品的混合作用。从理论上来说，中药"以毒攻毒"就是利用"毒物兴奋效应"中药物高浓度的毒性作用，消除或抑制病灶；在"调"的过程中，就是通过"毒物兴奋效应"中药物低浓度的刺激作用，提高身体各项机能，达到免疫目的。这也就是笔者所说过的"免疫重建"之构架学说手段之一。

第六章　关于运用中医药调理微循环障碍让机能性疾病得以降解的几点建议及看法

第一节　小议微循环障碍

微循环障碍被医学界称为"百病之源"。亚健康状态的产生与微循环障碍有关，主要是血液在流经微血管速度减慢、血流不畅，致使营养物质交换不全，代谢产物瘀积不出，结果便引起了身体上的各种不适。

中医理论亦认为："血流如水是活血，血流不畅要活血化瘀。"因此，对于亚健康状态的人来说，虽不需要药物治疗，但应从活血化瘀、改善微循环状态来加以防治，以避免由亚健康转向不健康，即疾病的发生。

一、微循环的作用

人体中微动脉、毛细血管、微静脉之间的血液循环，就叫作微循环。由于这部分血管口径很小，肉眼看不到，只有在显微镜下才能看到，因此称为"微循环"。

人体单纯靠心脏的收缩力量不能将血液直接灌注到人体各器官的组织细胞，必须靠微循环将血液进行第二次调节、第二次灌注，所以在医学上把微循环比喻为人体的"第二心脏"。

微循环的功能主要有两方面：一是物质交换的场所。二是调节血流和血量。微循环的血管数量极多、容量很大。改变这个血库的容血量，就可以调节全身的循环血量和静脉的回心血量。

现代医学证明，许多疾病的发生发展都与微循环障碍有关，如人体的衰老、肿瘤的形成、高血压、动脉硬化、糖尿病、风湿病以及其他疾病，都存在不同程度的微循环障碍。

二、微循环障碍不是一种病

微循环障碍并不是一种独立的疾病，而只是一种其他疾病所导致的症状。如果人体患有严重疾病，可能会反映在微循环上。如果单纯为了改善微循环，可以通过一些扩张血管的药物来改善症状。微循环的血管变形，血管中堵塞不通，就会造成器官组织的细胞缺血及缺氧性细胞坏死、病变等，发生微循环障碍，使人体产生多种不适感，严重的可导致疾病。

但如果原发的疾病因素不解除，只改善微循环障碍，对于疾病的治疗是没有任何意义的。因此，我们不要迷信那些"神奇的"保健品或化妆品。

从健康的角度来说，改善微循环会使局部血液循环更好，血流量增加，新陈代谢旺盛，对于身体是有一定好处的。所谓"流水不腐，户枢不蠹"，只要血液流动起来，微循环的状况就会变好。

三、微循环障碍是百病之源

众所周知，我们体内有一个庞大的血管网，我们的每一个细胞，每一个器官都依赖这个血管网供给氧气营养，并将代谢垃圾排泄出体外。

好比一棵大树，人体大动脉和静脉就是大树的主干，与此同时，这棵大树还有许多枝杈，就是微动脉、微静脉。微循环就是微动脉与微静脉之间毛细血管的血液循环。

微循环是人体血管网与肌体每一个细胞联系起来的最后通道，是为细胞输送氧气养分，排出代谢垃圾的场所。

若微循环不通畅，就好像一块秧田的水渠堵塞，禾苗得不到水分就会枯死一样，人体脏器也会因新陈代谢不正常而出现疾病和衰老等。

四、微循环障碍的外在表现

为什么有人能活一百多岁？因为他们的微循环能够保持畅通。为什么现在很多人"未老先衰"？是因为他们虽然年轻，但微循环瘀堵得却很严重了。

当心肌微循环障碍时，人体可以出现心慌、胸闷、期前收缩、心律不齐、心肌缺血、心肌梗死、心源性猝死等。当脑微循环发生障碍，可出现神经衰弱、失眠健忘、头痛头晕，甚至面瘫、中风、痴呆等。当肝微循环障碍时，会出现腹痛、腹胀、食欲减退等。当肾微循环发生障碍时，会出现腰痛、血尿、蛋白尿、水肿等症状。当皮肤微循环发生障碍时，会出现瘀斑、老年斑以及手足麻木、身体上有蚁走感，全身不适等异常感觉。全身微循环出现衰退时，也就是人体衰老的开始。

五、微循环障碍常见病因

1. 血液杂质增多

在我们的血液中，经常有杂质混在其中，如胆固醇、酒精、尼古丁、药物残渣、化学残留物等，它们不但使血管壁变厚，有时经常堵塞血管，造成血液运行不畅。

2. 血液循环减慢

中老年人的新陈代谢等方面相对年轻人较慢，同样的在造血方面也比较慢，心脏的跳跃收缩也减慢，使血液循环速度减慢，造成末梢循环瘀堵。

3. 感受"风寒"

一受风寒血管就收缩，而血液也会变黏，就会造成瘀堵。

第二节　立法方药，客观科学

何为审证精细详明，施治入细入微，理法处方，客观科学？如对于复合证候，特别是那些寒热互见、虚实混杂、且两种成分又近乎对等或旗鼓相当的复合证候，则每因其证候群自身结构的不尽相同而要求在治法上应有一定的差异。例如，脾虚肝郁证与肝郁脾虚证，从表面上看似乎是同一回事，治法予健脾疏肝或疏肝健脾都是一样的，处方中健脾药与疏肝药大药各占一半左右便可以了。其实不然，肝郁脾虚是因肝气郁滞，失其条达疏泄之职，"木不疏土"；或因肝失疏泄，气机郁滞，横逆侮脾，"木旺侮土"而致脾虚。处于这种情况下，肝郁乃是原发性证候，脾虚则是继发性证候，按"治病必求于本"的原精神，治法当于疏肝解郁为主以治其本，同时辅以健脾补土之法以治其标，遣药立方宜七分治本三分治标（即七攻三补）才能抓住主要矛盾而提高疗效。反之，对于脾虚肝郁证治疗的重点一般应当放在补脾或健脾方面，同时加予疏肝解郁或疏肝理气之法（即补七攻三），方可获得应有的疗效。

就肾病综合征甚或肾功能衰竭（CRF，又称尿毒症）的证治，目前的治疗方法与手段很多都是很不科学的。根据资料显示，截至 1993 年年底，我国肾移植已累计达到 19 771 例次，1 年有功能的存活率才达 81.5% ～ 86.5%，存活 10 年以上的受者才超过百例，也就是说，不足 1%。

其实，人体血液中存在多样性的化合物，若是各个脏腑之间的协同作用紊乱甚或损坏及气血津液失衡或被损害导致新陈代谢率降低或消衰，那些原本维持人体正常生命的化合物就变成了内毒素。这些具有毒性的原本很微小的分子化合物彼此之间会结合，结合形成复合物（中分子、大分子）或单个自身形成大分子量的多聚体，终久会导致无法被肾小球滤过。其实，CRF 不能将其视为独立性疾病，而是由多种因素导致的一组疾病。综上所述，肾移植术只不过是缘木求鱼，更是加剧医疗经济几何式的增长及损害第三方（肾源供献者）身心健康的下下之做。

第三节　深化认识和对待中医中药

自全国中医药大会召开及《中共中央国务院关于促进中医药传承创新发展的意见》的发布，《人民日报》发表了5篇评论文章，探讨如何让中医药这块古老的瑰宝重焕光彩，从不同角度解读了各方应该如何做好中医药发展工作，为增进人民健康福祉做出新的贡献。

笔者出生于中医世家，自幼学习中医，立志传承与发扬我国中医药文化，为人类患者健康保驾护航。在吴仪副总理主持的第二届中国中医药发展大会上发表了《中医药在21世纪大有可为》，如今都得到一一应验。笔者心系祖国中医药健康发展，对于当前的中医药发展有如下见解。

一、中医药是新世纪新时代的宠儿

任何医学都具有社会属性。西医模式因其自身固有的局限性、片面性、被动性而不自觉地背离了医疗卫生事业防治并举的基本原则。虽然西方医药学注重的生物学模式对现代医学的发展发挥了积极的作用，其采用预防接种、杀菌灭种和抗菌药物三个主要武器，仅用几十年的时间就使急、慢性传染病和寄生虫病的发病率和病死率明显下降，它的历史功绩是不可磨灭的。但是，随着社会发展和医学自身的进步，生物学模式所固有的片面性越来越明显，尤其是在21世纪的时代，由于社会公众的医疗保健发生了变化，保健强身成了社会风尚。而西药因其不良反应而不能作为保健品长期服用，更重要的是，在慢性病、疑难杂病成为健康主要问题的时候，它就越发显得无能为力。

　　生物医学从病因、宿主和环境三方面研究疾病和健康，但出发点是纯生物学角度，即病因仅强调生物病因，宿主仅从生理和病理学角度考虑，环境仅重视自然环境的改变，分析问题多用微观分析方法。但医学是有社会属性的，是与时俱进的，现代社会使人们越来越多地离开田园生活，进入工业和服务行业，紧张的环境、激烈的竞争、加快的工作节奏，使人们更易患精神心理性疾病。美国家庭医师学会估计60%的就诊患者与精神心理应激有关。应激又反过来产生有害的生活方式，如酗酒、嗜烟、饮食不节、消极情绪或做事匆忙慌乱，这些也促使肿瘤和心脑血管等疾病的发生。对于这些症状与疾病，西医药学的诊断及治疗已力不从心，鞭长莫及了。相对而言，传承了几千年的中医药之所以有非凡的生命力，其根本原因在于它具有其他医学体系所不具有的实用性（简、便、廉、验）、能动性（见微知著）、前瞻性（形－神－环境医学模式）、动态观（原始病因与继发病因因果可互为转换）。而这些独特的优势因素，在客观上已形成了历史与现实的对应，中医药的发展与人类健康的保障层面关系将更加贴近，中医药的发展也成了关系到国计民生的大事。

二、若着重地把中医药简、便、廉、验作为标杆来宣传有损中医学之功

由于社会公众医疗保健观念发生变化，各种天然药物以及针灸、按摩等自然疗法越来越受到全人类的欢迎。作为我们国粹的中药资源达 12 807 种，其中，药用植物 11 146 种，药用动物 1 581 种，药用矿物 80 种，占有得天独厚的资源优势和独立自主的知识产权，吸引了海外众多医学人员来"取经"。然而，祖国医学的精华和历代医家的丰富治验，存在于浩瀚的医学医典著作中，这些经典医学年代久远，文字古朴，词义深奥，语法复杂，若无扎实的古文学基础，难以登堂入室，领会经旨，掌握其要。来自西方国度的学习人士，对于我国传统医药学这一博大精深、根深叶茂的民族瑰宝，也不过能学习掌握些皮毛而已，如针灸、按摩之类。他们在应用这些所学到的技能为其本土民众健康服务时，不自觉地扮演了传媒的角色。不言而喻，受其服务的本土民众对中国传统医药学的了解更不过是沧海一粟罢了。

（1）中医不是有些人常讲的简、便、廉、验一句话就概括的事，那是对中医的理解太肤浅甚或是曲解，事实上，中医才是世界医学史上无可比拟、无法替代的一门最先进、最科学的医学。它博大精深，根深叶茂，对人类的许多重大疾病及疑难重症疗效是非凡的。

（2）中医病因学的原始病因与继发病因，体现了病因的动态观，这种动态观是将先贤名医见微知著的高超诊疗手法和提倡"治未病"的原因和本质。笔者始终将其理解为：一

是它揭示了在疾病的发生发展过程中，致病因素作用于人体，使人体发生病理性改变，并产生某些病理产物，在一定条件下，这些病理产物（如水湿痰饮、瘀血、结石、肿瘤、结节等）又可能作为一种致病因素直接或间接作用于人体某些脏腑组织器官和津液，导致脏腑功能失调而引起新的病理变化，形成各种新的复杂证候。笔者将其命名为第三病因及多病杂陈。医者在辨析复合证候尤其是在区分某些多级复合证的各个子项证候之主次时，绝不可被症状表现得明显与否所左右，因为尽管是临床十分突出的显证也并非是全部都是该复合证候的主流所在。反之，有时在多级复合证中起主观作用或决定作用的或即将发挥主导作用的证候都是目前症状不明显或并不十分突出的隐证或半隐证。所以，在多级复合证的本证辨析时，必须注意在明显的证候方面，还可能潜存着更为重要的因其症状目前尚不明显、表现还不突出而被医者所忽略的某种潜隐性证候。二是它同时揭示了疾病发展过程中，其有固定的阶段性，并在一定程度上提示可能出现的定向演进或易趋性，从而使医者及时考虑采取"先安未受邪之地"等预防性或阻断性治疗措施，以尽可能地阻止或减少各种严重性的继发性证候。概而言之，医生在立方遣药时，不仅是有近期疗效，还有远期疗效。

（3）针对许多疑难重症，"简、便、廉、验"的这些实用性方法犹如蚂蚁撼大树，心有余而力不足。疑难杂症及重大疾病是指一些病因不明而缺乏有效治疗方法的疾病。由于其概念笼统，它可以因时代、地域、医学体系、医疗条件、医疗水平以及经济文化、生活条件的不同而异，但就将其归纳，不外乎以下五点：①病程漫长，久治不愈；②怪病奇证，症状奇异；③病机复杂，辨证难明；④用药困难，治疗棘手；⑤因医源性、药源性导致的失治、误治而迁延成的宿疾顽症。祖国传统医学很早提出的"风、痨、臌、膈"四大疑难病症，多属现代难治病的范畴，虽然对疑难病症的概念未做出统一定论，但一般以其病因复杂，症状怪异多变，病机虚实兼夹、寒热错杂，辨证难明，治疗棘手为主要临床特点，与现代难治病在概念与范围既有联系又有区别。而祖国传统医药学（中医药）具有基础与应用、理论与实践乳水交融的特点，它与孕育其母体的中国文化有着血脉相连的关系，在其不断发展的历史长河中，广泛汲取了《周易》及儒、道、释诸家丰富的思想营养，与当时的哲理、人文科学相互依存，相互促进。它研究的几乎所有问题都是围绕进化层次最高的人展开的，并十分自然地把考察对象置于运动变化之中，当作一种动态的过程来研究，再加上这些研究并不是一朝一夕便告完成的，而是经历几代、几十代持之以恒的努力，反复多次的实践和认识的反馈和修正才渐趋成熟的，它与一般的物理或化学变化有着本质的不同。大家知道，研究对象的层次越高，运动形式越复杂，对研究方法的要求就越高。还原、分析等近代西方研究的主体方法的局限性就暴露得越明显，所适用的范围和意义就越小。

　　基于上述的认识，笔者认为，临床用中医药治疗疑难重症疾病之所以疗效卓著，屡起沉疴，关键是医者能首辨虚实，燮理阴阳，其特色乃汲取古方之严谨，经验方之灵活，民间验方之特效，把古方、经验方、民间验方熔为一炉，且注重因时制宜，随症加减，这是针灸、艾灸、刮痧及牵引所不能胜及的。

　　另外，人们一般容易理解医学的自然科学属性，重视健康和疾病过程中的生物学机制，但却往往忽视了人还具有社会属性，医学科学还兼有社会人文科学的某些特征。名医朱震亨指出："若妇不得于夫，不得于舅姑，忧怒郁闷，朝夕积累……遂成隐核。……数十年后方为疮陷，名曰奶岩（癌）。"《格致余论》意即家庭人际关系紧张，久之可引发乳腺癌。《素问·疏五过论篇》亦认为"故贵脱势""始富后贫"等个人的社会角色的改变，都可引起严重的身心病症，触角深入社会人文科学属性。通过学习和观察发现那些高级别的名医的临床思维踪迹，基本上就是遵循着先有演绎，后有归纳，法贯"一元论"，从现象的不同组合来判断现象证候的特异性质，随之建立一套病因、病机、病理、病性四位一体的综合辨证方法。

　　其实要做一名合格的中医生，在临床上还要理解体质与"证"的固有相属性，体质与"证"的潜在相关性，体质与"证"的从化相应性，同时也要明白中医病因的认识，必要时还得借助于实验、分析和微观等方法对病原体进行具体了解，建立一套病因、病机、病理、病性四位一体的综合辨证方法。在临床具体的实践中，要紧紧抓住"扶正"与"祛邪"之间的辨证关系，在注重主证的同时，通过对病症的客观指标的宏观判断和微观分析，以祖国传统医学理论为基点，以生理结构定病位，以生理机能障碍的程度定病性，剖析病理，揭示其发展趋势，并对患者的心态和社会背景进行评价，充分依据患者的生理、心理和社会特征进行诊断与治疗，以多途径、多环节的调节方式使机体气足血流、气通瘀行、经络顺畅，最终以调动人体的自身调节与储备潜力，使人体重新获得新的动力，达到邪去正复病愈之目的。

三、中医药学博大精深，医者应掌握"懂、通、熟、精、化、神"这几个层面

中医药学同其他事物一样，也有其自身的规律性，那么就要求研习者，不仅只是认识，还要掌握，更是要能驾驭它。首先，作为一个普通的执业中医师，不仅要有雄厚的中医中药学基础功底并熟练掌握中医各科知识，在临床上以祖国的传统医学理论为基点，运用中医学特有的诊断手法和思维方式，还要借助现代医学中的检验手段，通过演绎与归纳，做出宏观判断和微观分析，得出初步的近似于正确的病证判断。如果是一个不具备这些职业道德和基本技能的中医生，大有假医、庸医之嫌。至于要求程度较高的中级医师，在临床上要能以"哲学思辨"的观点，遵循"病证相结合"即"治病求本"的常规原则和"三因制宜"的变通法则，抓住"扶正"与"祛邪"之间的辨证关系，提出近似合理的解决疾病的方案，否则就会让患者对中医的疗效产生怀疑，会给那些反中医者留下口舌之柄。作为一个中医专家（副主任医师以上），要求的层面更是不一样，即能从病证中的纷纭复杂、姿态万千的非特异性外部征象中洞悉出每个病证中内在病机及疾病的病理改变和病理的发展变化，能根据目前的情况对病情及预后有一个大致的判断，并能提出较为客观且

科学的包括近期和远期治疗方案，如果做不到这些方面，就不应该算是真金白银，而是名不副实、被大家戏称的那种"专家""教授"之流了。

例如，目前 CRF 的中医治疗方法虽已提升到辨证分型施治这个阶段，其疗效比西医药显著得多，且费用相对较低，但这些都处在初、中级阶段，远没有达到高级阶段，没有收到理想的治疗效果。若是想要收到理想的治疗效果，让众多的患者乐于接受，还必须加大这一方面的研究，而参与这一方面研究的医务工作者，应该具备以下几个方面的要件。

（1）首先必须是熟知传统中医药学和现代检验学的全科医师。就 CRF 从西医视角来说，该病不仅牵扯到水、电解质紊乱，酸、碱平衡失调，而且涉及心血管、血液、神经及骨骼等系统的损害；从中医上来讲，该病同样可涉及三焦多个脏腑，即内、外、皮、妇、骨等学科。

（2）这里的中医全科医师不仅要有雄厚的中医学基础功底和熟练掌握中医各科的知识，同时还要具备一些边缘学科和现代检验医学的知识，以及全面中有突出、宏观中显微观等高素质。

（3）具备了高素质的中医人才，势必会从辨证分型和整体施治并借助一些现代医疗手段对 CRF 的中医治疗有一个全新的认识，并研究出理想的治疗方法来。也只有高素质的中医人才，才能在中医中药治疗 CRF 中，不仅做到对该病证的知常达变，掌握该病证的五性（特异性、可变性、交叉性、夹杂性、非典型性），而且在辨析 CRF 病证时同样会运用唯物辩证法的认识原理，探析出 CRF 病证的特殊性和普遍性及其互相联结。有了对 CRF 病证和它以外的许多事物的互相联结的认识，就能先从非特异性（普遍性）的视角对 CRF 病证这一矛盾的事物进行观察分析，且能从纷纭复杂、姿态万千的非特异性（普遍性）外部征象中洞悉出 CRF 病证这一矛盾事物内在的病机及疾病的病理改变和病理的发展变化等。

（4）高素质的中医人才也必须是在医学领域的工作中具有良好的医德、对人体健康与疾病具有感性认识、对医学现象有深刻剖析、有较高科学素养和天赋的人。

四、如何理解中西医结合

一般来说，证是由病产生的，辨病是认识疾病的一般规律，辨证是认识疾病的具体规律。

就中医本身而言，就存在辨病和辨证相结合的情况，辨病是辨证的深化，辨证是辨病的基础，在辨病的原则下辨证施治，才算全面，两者不可偏废。当然，在某些情况下，可以有所侧重。

中医临证必须很好地识病辨证。辨病而施治首先是认识疾病全过程的一般规律，而后据此进行治疗。

有人认为中医的精华是辨证施治，那么，只要能做到分析四诊所见，进行二纲六目多维（因千年医著所述的八纲之谓，存在语文逻辑上的错误，故改之）辨证，就不用辨什么中医的病了。其实这种认识是不全面的。辨证施治的真正含义是既要辨证，也要辨病，若仅仅辨证，则只能认识疾病某一发展阶段的临证综合表现，不能认识疾病整个发展过程中的总的变化。一种疾病就其整体而言，还是有其总的规律，若不认识其总的规律，只认识某一发展阶段的具体规律，那也是不够全面的。辨证施治并不是可以毫无原则地"有是证用是药"。

中医的识病辨证的整体观，体现了唯物辩证法的思想，也正是中医最大长处。当然，由于历史条件的限制，中医未能应用现代科学方法，对疾病的病因学和病理学进行深入的微观的研究，有时也缺乏精确的客观的指标，多半是根据临床观察和经验检查，因此，对疾病的诊断有时不够细致、确切，失之笼统。西医多重视局部形态学的改变，而易忽略其整体性。

笔者之所以能够在中医药学领域取得重大突破，主要源于自己始终将"三心"作为行医救人的原则，那就是："爱心、责任心、事业心"。笔者一直认为，无论哪一行，只要勤奋学习与刻苦研究，学术最终都会达到一定的水准，而且许多人都会达到同等级的标线，不分伯仲，高下难分。如果要想再分出高低，爱心、责任心、事业心就是评判的关键标杆。尤其是在医学领域的工作中，具有良好的医德，对人体健康与疾病认识的敏感性，以及对现象剖析的深刻性的科学素养乃至天赋是远远不够的，关键是还应该具有"三心"。

医为仁术，医者父母心，爱心是动力，责任心是态度，事业心是目标。也正是源于此，自己无论何时都将患者放在第一位，不断提出新的方法和论点，为提高中医诊疗效果提供有力的支撑，用睿智弘扬中医，用扎实的医术为中医正名，用悬壶济世的心态看待中医。并誓要将中医药学推向一个新高度的同时，也让世界重新认识中医的博大精深。尽己之力，做一个中医文化世界名片的缔造和传播者，让全世界民众得到中医药的惠及！

第四节　病证（症）轻重之分

就病证（症）而言，何之为轻，何之为重？记得语文课本上介绍加拿大籍国际共产主义战士白求恩同志为了帮助中国人民抗击日本帝国主义，在为八路军负伤战士做手术的过程中，一次小小的疏忽或因敌人的飞机大炮轰炸声干扰而分神，导致手术刀把他自己的手划了一个小口子，不知当时是因为疏忽还是太忙甚或就是不在乎小口子的潜在危险性，对小伤口没做认真的处理，结果导致了伤口感染引起了败血症，没过多少时日，就牺牲在异国他乡，令人痛心。那么，反思一下，战争是非常残酷的，经他救治过来的许多八路军抗日战士，必定都是身负重伤的，有可能是缺胳膊断腿、头破血流，甚至是肚破肠出，但最后很多还是活下来了。这一点说明了单纯的病因并非完全就能决定了病证（症）的所谓的轻、重以及预后。另外，像那些急性肠胃炎、急性阑尾炎、急性外感发热、急性胆囊炎……临床表现非常迅猛危险，但只要救治得及时、正确，很快就转危为安，短时间内就向愈了，正是来也匆匆，去也匆匆。而像那些慢性病，迁延数年不能治愈，甚至都得不到缓解，让人痛苦万分，且相当一部分又演进成多病杂陈（疾病亦是动态的），在一定时期导致多个脏器衰竭最终早早地死亡。说明轻证（症）与重证（症）是相对的，不是绝对的。现象与本质很多时候是不存在一致性的。还有一点，同一因素（病因）影响到每个个体所表现出来的证候（症状）或病理，是各不相同的（存有个体的差异性、易趋性、定向演进性等），其具有共性，亦更具有个性，之所以如此，是"证"的病理改变会带有多个变理参数，作为医者必须要从临床上要理解体质与"证"的固有相属性，体质与"证"的潜在相关性，体质与"证"的从化相应性。概而言之，临床所表现出的证候（症状）与每个人的先天禀赋与后来的体证发展不同具有相当的关联性和一致性，而且还会受到治则治法的正确与否等因素（失治、误治及医源性、药源性损害）的制约。再一点，针对新冠肺炎病毒感染者，要有从唯物辩证法的观点去考察该类病证各种表现的能力，即能把被新冠肺炎病毒感染的患者所有的症状相对区分为特殊性和普遍性两大类的功底。前者或称为特异性症状，后者又可叫作非特异性症状。所谓特异性症状，多半是一些十分具体的病候表现，它们所反映的病机内容通常都比较明显和直接，诊断含义也较肯定，其与病机的关系一般都较单纯而易于识别；而非特异性症状具有程度不等的普遍性，它们所提示的病机涉及面都比较广，往往在许多场合下都可出现，其诊断含义是多元化的，证候与病机联系的方式是多种多样的，相互之间的关系既可平行，也可以不平行，在空间上、时间上呈现出圈层式（或螺旋式）、连续式的多层次结构及处于连续层次中的各种证候之间具有相邻、相继的关系。

　　据上述而论，新冠肺炎患者，其实不应该以轻重证（症）来划分界定。在疾病发生发展过程中，致病因素作用于人体，使人体发生病理性改变，并产生某些病理产物，在一定条件下这些病理产物又可能作为一种致病因素直接或间接作用于人体某些脏腑组织器官，导致脏腑组织功能失调而引起新的病理变化，形成各种新的复杂的证候，即多级复合证候或谓之多病杂陈。

　　其实，人体免疫系统只是对一般性且程度较轻而发展变化较急速的外感疾病的初步性防护与阻隔，对部分内损疾病的病理性改变和态势给予提示（预警机制）而已，若过分地注重免疫力的重要性就势必会掩饰了疾病存在的层次之分，忽略了疾病之间的子项与子项及子项与多级复合证之间的独立性、相关性和整体性，无法区分矛盾的主次，无法处理解决好矛盾的对立统一性。概而言之，过度强调免疫力，最终把正确的治疗方式、方法导向歧途，才是为害之深。

　　当然，笔者强调免疫力与自主（身）抗病能力的区别，并不是要完全否定免疫力，存在的事物都有其合理性、重要性，只是不能过分夸大它的必要性。

参考文献

[1] 常富业，王永炎，高颖，等.玄府概念诠释（一）：玄府相
关名词演变轨迹[J].北京中医药大学学报，2004, 27(6)：1-3.

[2] 常富业，王永炎，高颖，等.玄府概念诠释（二）：腠理的历
史演变与比较[J].北京中医药大学学报，2005, 28(1)：8-9.

[3] 常富业，王永炎，高颖，等.玄府概念诠释（三）：玄府的历
史演变轨迹与述评[J].北京中医药大学学报，2005, 28(2)：5-6.

[4] 肖国士.何谓"玄府"[J].成都中医学院报，1982, 4：65.

[5] 郭霭春.黄帝内经素问校注（下）[M].北京：人民卫生出版社，
1992：731.

[6] 张介宾.类经（下）[M].北京：人民出版社，1982：729.

[7] 何任.金匮要略校注[M].北京：人民出版社，1990：3.

[8] 刘完素.素问玄机原病式·火类[A]//天津科学技术出版社总
纂金元四大家医学全书：刘完素医学文集[M].天津：天津科
学技术出版社，1996：28.

[9] 王明杰.玄府论[J].成都中医学院报，1985(3)：1-4.

[10] 郑国庆，黄培新.玄府与微循环和离子通道[J].中国中医基
础医学杂志，2003, 9(4)：13-14.

[11] 高希言，朱平生，田力.中医大辞典[M].太原：山西科学技术出版社，2017.

[12] 胡小江，王生，等.中医药延缓衰老400题[M].南昌：江西科学技术出版社，1993.

[13] 张文高.505神功系列医药保健品研究[M].北京：中国医药科技出版社，1997.

[14] 王凤岐，等.心脑血管调理膏方[M].北京：科学技术文献出版社，2017.

[15] 王凤岐，宋世昌，杨建宇.妇科调理膏方[M].北京：科学技术文献出版社，2017.

[16] 王凤岐，宋世昌，杨建宇.少儿健康调理膏方[M].北京：科学技术文献出版社，2017.

[17] 王凤岐，宋世昌，杨建宇.大众养生调理膏方[M].北京：科学技术文献出版社，2017.

[18] 王凤岐，宋世昌，杨建宇.神经系统调理膏方[M].北京：科学技术文献出版社，2017.

[19] 裴旭薇.畅通"微循环" 打造"幸福圈"[N].运城日报，2021-10-15(6).

[20] 陈志梅.益气化瘀盆炎汤加减治疗盆腔炎气虚血瘀证疗效及对患者血液微循环的影响[J].血栓与止血学，2021(6)：936-938.

[21] 徐红, 张继猛, 陆森森. 氢溴酸樟柳碱联合丁苯酞对改善进展性脑梗死患者微循环的疗效 [J]. 心理月刊, 2021(23) : 65-67.

[22] 黄进宇. 冠状动脉微循环功能障碍 : 冠心病诊治领域的黑洞？[J]. 心电与循环, 2021(5) : 461-466, 471.

[23] 刘文勤. 急性心肌梗死患者介入治疗后并发冠状动脉微循环损伤的影响因素 [J]. 河南医学研究, 2021(26) : 4879-4881.